近代名医珍本医书重刊大系
（第二辑）

香岩径

陆锦燧　著

李翊森　黄心洁　点校

天津出版传媒集团

天津科学技术出版社

图书在版编目（CIP）数据

香岩径 / 陆锦燧著 ; 李翊森, 黄心洁点校. -- 天津 : 天津科学技术出版社, 2024.4

（近代名医珍本医书重刊大系. 第二辑）

ISBN 978 - 7 - 5742 - 2019 - 5

Ⅰ. ①香… Ⅱ. ①陆… ②李… ③黄… Ⅲ. ①中医学—临床医学—经验—中国—现代 Ⅳ. ①R249.7

中国国家版本馆CIP数据核字（2024）第081936号

香岩径

XIANG YAN JING

策划编辑：王　彤

责任编辑：梁　旭

责任印制：兰　毅

出　　版：天津出版传媒集团
　　　　　天津科学技术出版社

地　　址：天津市西康路35号

邮　　编：300051

电　　话：（022）23332392（发行科）23332377（编辑部）

网　　址：www.tjkjcbs.com.cn

发　　行：新华书店经销

印　　刷：河北环京美印刷有限公司

开本 880 × 1230　1/32　印张12.875　字数218 000

2024年4月第1版第1次印刷

定价：95.00元

近代名医珍本医书重刊大系第二辑专家组

读名家经典
悟中医之道

扫描本书二维码，获取以下**正版专属资源**

| **本书音频** | 畅享听书乐趣，让阅读更高效 |

| **走近名医** | 学习名家医案，提升中医思维 |

| **方剂歌诀** | 牢记常用歌诀，领悟方剂智慧 |

● **读书记录册**
记录学习心得与体会

● **读者交流群**
与书友探讨中医话题

● **中医参考书**
一步步精进中医技能

扫码添加智能阅读向导
帮你找到学习中医的好方法！

操作步骤指南　① 微信扫描上方二维码，选取所需资源。

　　　　　　　　② 如需重复使用，可再次扫码或将其添加到微信"📖收藏"。

推荐文

中医药是我国劳动人民在长期防治疾病的实践中创造的独具特色的医学科学，千百年来为中华民族的繁衍昌盛做出了不可磨灭的贡献。作为新时代的中医药人，弘扬中医文化，传承国药精粹，使其更好地造福于民，是我们的神圣职责和义务。

当前，中医药自身正处在能力提升关键期，国际社会对中医药的关注度也日益提升。近年来，党和国家领导人非常重视发挥中医药在对外交流合作中的独特作用，并对新时期中医工作做出重要指示：一是全新、明确地界定了中医药学在中华文化复兴新时期的关键地位，是"打开中华文明宝库的钥匙"；二是指出了深入研究和科学总结中医药学的积极意义，即"丰富世界医学事业、推进生命科学研究"；三是揭示了中医药学在国际文化交流与合作中的重要作用，即"开启一扇了解中国文化新的窗口，为加强各国人民心灵沟通、增进传统友好搭起一座新的桥梁"。

天津科学技术出版社有限公司和北京文峰天下图书有限公司共同打造的"近代名医珍本医书重刊大系"第二辑包含 19 世纪中医名家代表作，如：《伤寒论启秘附仲景学说之分析》《集注新解叶天士温热论》《脏腑药式补正》《伤寒杂病论会通》《金匮要略释义》《研药指南》《伤寒杂病论义疏附医理探源》《金匮要略新义》《内科杂病综古》《女科综要附医案余笺》《金匮要略改正并注》《伤寒论改正并注》《香岩径》《张锡纯屡试屡效方》《张锡纯中药亲试记》《张锡纯中医论说集》《张锡纯医案讲习录》《张锡纯伤寒论讲义》《伤寒论新义》，包含了刘世桢、张山雷、黄竹斋、张锡纯等医家的代表作。

这些医家对中医发展、中医学术研究具有独特见地。时至今日，他们的学术思想和医案对临床及各类医学问题的研究仍具有重要参考和启迪作用。现将他们的经典医案和医论汇集整理重新出版，以为读者提供一份难得的了解、研究、继承中医的宝贵资料。

此系列丛书的出版，不仅具有示范意义，对全国中医药学术传承发展，也将起到积极的推动作用。且该丛书的点校与出版，并非单纯的医史研究，也非单纯的文献整理点校，而是有着很专业的实用价值，在阅读过程中，可以与这些医家的思想碰撞，产生火花。欣慰之余，愿为之推荐。

名老中医药专家学术经验继承工作指导老师

序　言

　　"近代名医珍本医书重刊大系"具有包含医家更多、选取品种更全、更具代表性，梳理更细致，点校者权威等特点。在第一辑的基础上，第二辑继续扩充19世纪中医名家代表作，共计19个品种。具体包括《伤寒论启秘附仲景学说之分析》《集注新解叶天士温热论》《脏腑药式补正》《伤寒杂病论会通》《金匮要略释义》《研药指南》《伤寒杂病论义疏附医理探源》《金匮要略新义》《内科杂病综古》《女科综要附医案余笺》《金匮要略改正并注》《伤寒论改正并注》《香岩径》《张锡纯屡试屡效方》《张锡纯中药亲试记》《张锡纯中医论说集》《张锡纯医案讲习录》《张锡纯伤寒论讲义》《伤寒论新义》，包含了刘世桢、张山雷、黄竹斋、张锡纯等医家的代表作。这次点校着重以中医传统理论结合著者学术经验予以诠解，汇辑各家注解，但不为古人注释所囿，联系所论的因、证、治疗等加以阐论和分析，凭证论治，论证用药。这套书深挖中华医藏，系统梳理19世纪中医名家代表作，可以为中医研究者提供坚实的文献研究基础，承前启后，为复兴中医药文化、提升中医药社会地位提供理论基础。也进一步贯彻了新时期中医工作重要指示精神：全新、明确地界定了中医药学在中华文化复兴新时期的关键地位，是"打开中华文明宝库的钥匙"。

"近代名医珍本医书重刊大系"是目前最系统地甄选19世纪中医名家代表作的系列丛书，特聘国医大师李佃贵指导，并邀请当今的中医名家、青年临床医师加入，进行严谨的点校重刊，旨在为研究中医药知识提供理论基础，传承发展祖国中医药文化。

全景脉学创始人

2023年2月11日

陆楚善叔侄刊行香岩径记

事有必至，理有固然。观夫世之赈贫乏者，其后必富。施医药者，其人必寿。育养婴孩者，其子姓必繁盛。经传史册之所载，班班可考。报施之来捷，于影响何其神且速也，盖亦气机之相感召，为事理所必然者也。

曩年，岁次乙丑墨缘内嫂谢夫人六十寿庆，其文郎楚善及文孙佩绅等，求所以寿其堂上者，来询于予。予曰：致寿之道不一，而施医药者必享遐龄，惟施药则或不对症，施医则颇难其人，且所施尚有所限量，欲求久而且博，莫若择医籍之善者而刊行之。庶为医者有所遵循，活人济世，普天下历百世，其惠为最溥。楚善等以为然，伊时晋笙叔岳方辑香岩径一书，拟取而刊之，以未编竣遂缓举办。

夫叶天士先生之医学，举世皆钦佩。勿谖以其温热论一篇，辨别治法之异于真伤寒，活人无算也。至今南省医家奉之为圭臬，无一不精于治温热病。然叶先生之学，岂遂尽于是乎？

叔岳汇集叶案，仿经籍提要，案牍摘由之例，精选而类编之。俾医家一目了然，不狃于能治温病已，自附于叶派，庶几平庸之医一跃而为高明之医，其间接之活

5

人者，何啻恒河沙数，则刊行是书之功德，为何如其浩大耶。兹者书已编就，赓续前志出赀付印，余嘉楚善叔侄之孝其亲，以邀寿于天心者，迥流俗之所为。故乐而记其缘起如此。

戊辰仲冬吴县融甫氏曹昭岳志

香岩径序

　　我吴叶香岩先生名桂，医号天士，行医五十余年，名噪于大江南北，继且通国皆知。相传乃翁为儿科名手，本系家学渊源，学医之初又历从十七师游，尽得其所长，集众长以为长，是以独擅其长。只以诊务匆忙，未遑著作。仅传景岳发挥及幼科要略、温热论两篇。其门弟子吴坤安著伤寒指掌，吴鞠通著温病条辨，两书所编并是。

　　先生医案然不足以尽先生之蕴也，华氏集临证指南，灵胎评之多毁语，实则徐君欲借以自显，语多失实。以后吴氏刊三家医案，先生后嗣又刊医案存真，近张氏又刊徐批真本。阅前后四书，其按语皆本内经及诸大家论说，其立方皆本仲圣暨诸贤，或迳用成方，或化裁而出之。学有根柢，言皆翔实，或訾先生为专尚纤巧，适相反矣！但其案皆晚年之作，华氏所谓：其时延先生者，皆危笃重大之症，诸医治之而不见效者。鄙人察之斯言，诚然。

　　考四书所载，轻病时病不过十之一耳，其他皆虚将延劳之损症，久必入营之络病，愈难除根之宿疾，老已就衰之沉疴，想当年先生诊治定然着手成春，何以知之，知于治法处剂迥异庸流。读其按语无非入理深谈也，即或有一、二难愈者，虽未却病亦必延年，从可悬断。今仆承庭训，为便于查阅起见，同霞赤表兄、膺一胞弟就原书分证选编。

夫一病何啻数证，如此编法不免琐碎支离，通人见之必然窃笑。然因端可以竟委，溯流可以寻源，往往于一饮食、便溺之微，一起居、动静之细，一时令、晷刻之间，似乎无关紧要，而病之真相即于此露其端倪。我岂真欲舍本以逐末哉。其删繁就简，每方案仅列两行，则以博览四库经籍者，有提要法。办理各署案牍者，有摘由法。意犹是耳！书成以较原书为易阅、易查，并易学步。即此可窥先生学术之门径也。

名之曰：香岩径。行远必自迩，曲径可通深入奥境。登高必自卑，捷径可由直跻绝顶。倘玩索斯书因是而诣造高深，则即名之曰：香岩境。也可。名之曰：香岩顶。也亦可。

戊辰闰二月吴县陆成一培初识于京寓

序

忆余少时，闻父老闲谈，多盛称叶天士先生，医术如神，或曰：有难产数日不下，值立秋先生用桐叶煎服而立生。或曰：有少妇临流浣衣，毫无病状，先生令舆夫出不意坚抱之，妇惊哭挣不能脱，顷之布痘满身。或曰：其外孙患闷痘不出，先生闭诸霉湿旧屋中为蝇嘬蚊咬而痘发。或曰：有学徒素无病，饱食后，适先生过肆前，欲试其术，从柜中跳出，强先生诊脉毕，先生曰：病不过半日无可救。咸大笑为妄，不知跳时肠为之裂，果逾时即殒。或曰：有星家推算，先生干支生命，一生有天医星入宫。或曰张天师莅苏，肩舆过万年桥，方拾级而登，遽命舆夫停步，逾刻乃行。人问其故，曰：天医星适由桥下过故避之，侦视乃叶先生舟也，其名之啧啧于人口如此比。

余中学毕业后，随家君习医数年，觉先生医术之所以称神，固自有在。初非乡里所传播称道者，先生著述无多，温热论一篇脍炙人口。吴鞠通推阐其说于前，王孟英畅发其恉于后，由是江浙间医家多以治温病名。独武进孟河名医辈出，并不专治温症。由是医家有孟河派、叶派之分。

鄙人察之，条辨一书就三焦论治，尚是温燥、湿温并言，经纬一书虽列仲景湿温篇、薛生白湿温病篇，而全书议论偏于温热，伤阴立言，其治风温、温燥则可；对于湿温治法实多疏漏，以致后学者承其谬误，但知清凉滋润，此可称曰孟英派。若叶先生不如是也，即先生温热论亦湿温、温燥并言。其外专著甚少，流传者惟医案，并不专治温病，指南存真等可考也。

其真能得叶派之传者，厥有两人。一曰：青浦何书田先生，其医学妙谛一书，初仅有歌诀。名曰：杂症歌括。后选叶氏方案条例于下，即取叶案。高梅序文，印名师之妙谛，开后学之法门语，更以今名以志景仰之意。一曰：蓬莱张伯龙先生，在沪行医颇著盛名，其治病每用叶方，每多应手。试阅雪雅堂医案，有踪可寻，实在叶派反不自附于叶门，其意不欲借重于人耳。

曩在京师桐乡刘农伯孝廉与家君论叶氏方案之善，刘意嘱家君选数百道为之疏证，以指导后学。家君辞以无此精力，继而曰：引申而畅其旨有所不能删，节而摘其要或易为力。于是定此书体例，由愚弟兄辈任选纂编注之劳。仍由家君审定之，阅两寒暑而成书。

凡注中加以辨诸二字者，盖即抉出叶先生所以知病之真相，其得窍在是。昔贤谓四诊互参不可缺一，又谓病须兼众证与舌脉并审，不可专指一证为据。诚然！诚然！

是编不取共知之何病为类，转以散见之诸证为类，欲使学者勿忽于偏端，毋略于细故。庶几引一丝以抽全茧，沿细流以探星源，仍是众证环质，搜索真据之法也。其用心亦复良苦，然而后来必有以琐屑支离訾之者，知我，罪我，其惟春秋所不暇计矣！今书印成，爰为之略述大概。

岁在己巳季冬之月吴县培善陆厝一志于津门寓次

目 录

香岩径卷上

吴郡陆晋笙先生选

陆成一培初　吴霞赤廷标　陆膺一培善同编辑

阴阳脱厥僵仆类　阴阳升降离合　脱　厥　猝仆

真阴损伤，阳失依附，直升直降。

证见：读书夜坐，阳升塞窍，痰多鼻塞，寐后，阳降阴精下注梦遗。

天王补心丹　人参、元参、丹参、天冬、麦冬、枣仁、柏仁、生地、当归、五味、茯神、远志、桔梗、石菖蒲、辰砂。

真阴损伤，阳失依附，上燔下坠。

证见：上病喉痛，下病遗精。

天王补心丹、桑螵蛸散　早服上方，方见前。晚服下方，桑螵蛸、人参、茯神、远志、石菖蒲、当归、龙骨、龟板。

阴阳不相接续，上下同病。

证见：崩带淋漓，知阴从下走；晕厥汗出，知阳从

1

上冒；谷雨加重，戌时增剧虚脱。

　　煎方　人参、阿胶、生龙骨、五味、茯神、生牡蛎。

阴气不守，阳气走泄。

　　证见：产后泻利，阴气重，虚汗泄，阳气外泄，脉无神，神倦欲昏，大虚见象，寒热痞痛皆标病。

　　煎方　人参、制附子、人尿、猪胆汁。

阴气不主内守，孤阳失偶泛越。

　　辨诸：先崩漏，血大去，知阴虚；服震灵丹见效，尚头痛、身热，知阳越。

　　煎方　人参、熟地、茯神、龟板、桑螵蛸、当归、紫石英、秋石。（景岳云：阳因阴而离散，宜从阴以收散亡之阳，故方用两仪煎加味。）

阳虚欲脱。

　　辨诸：冷汗、烦躁同见，又属产后。

　　煎方　人参、附子、干姜、泽泻。冲入童便。

阴气不守，阳气亦走泄，势将暴脱。

　　辨诸：泻利，知阴气不守；脉无神、神倦欲昏、汗出，知阳气亦走。

煎方　人参、制附子。冲入人尿，调入猪胆汁。

下元精液素虚，因浴熏蒸，阳气升浮，阴气不续欲脱。

证见：汗出气升，辨诸：前大病后，未曾复原。

阿胶鸡子黄汤　阿胶、鸡子黄、生地、白芍、石决明、稽豆衣。（案：汗即阴液所化，亡阴者亦汗多。）

中暑发厥。

此外感实证，有平素烦劳，阳气弛张，精气不充，交夏不胜大气之泄，令人煎厥。宜地、芍、知母、元参、竹叶。须辨。

苍术白虎汤加滑石　苍术、石膏、知母、甘草、粳米、滑石。

肝郁发厥。

辨诸：夙有疝病，胃中得食气壅，得吐乃解，此番病发原自怒起。

煎方　炒黑川椒、炒小茴香、川楝子、橘核、青木香、青皮汁。

液涸阳亢，化风发厥。

辨诸：肝阴素亏，骤加暴怒。（原案云：治肝不外辛泄，用酸治体，甘缓急。此病忌用辛泄法。）

煎方　人参、生地、麦冬、阿胶、金箔、生鸡子黄。（此子母相生同补法。盖壮水则木得滋荣，阴充则风阳自息。）

肾阴虚，肝风动，发厥。

辨诸：左半身偏枯，左属肝、肾病。（案发厥于戌亥时，亦肝、肾阴虚之证。）

煎方　制首乌、生地、杞子、茯神、川斛、菊花、明天麻。

厥阴浊泛，胃阳欲绝，寒痛发厥。

辨诸：与干呕、烦渴、四肢冰冷、右脉伏、左脉小紧同见。

煎方　泡淡吴萸、制附子、川楝子、延胡索、淡干姜、茯苓。（此辛热泄浊通阳法。）

冲动肝升，风阳上冒，发厥。

辨诸：室女经来，经自冲下，冲动阳升也，其源实由于肝血不足，是病本虚表实。

茏荟丸　当归、龙胆草、山栀、黄连、黄柏、黄芩、大黄、青黛、芦荟、木香、麝香。蜜丸。姜汤下。（此纯苦直降法，先理其实。）

复脉汤去参、姜、桂　炙甘草、麻仁、生地、阿胶、麦冬、大枣。（接服此汤，以理其虚。）

肝阳内风妄动，犯及阳明，发厥。

辨诸：与疝瘕、心热、胁胀、中消、便难同见。

煎方　九孔、石决明、细生地、天冬、淮小麦、茯神、清阿胶。

阴维冲任失司，发厥。

辨诸：痛自下焦冲突而起乃厥，及半月经水而至。

煎方　鹿角霜、柏子霜、桂枝、木当归、苁蓉、茯苓。

见效转方　去桂加鹿角胶。

大效转方　用苁蓉、枸子、当归、柏仁、小茴、茯苓。（温补下元。）

阴伤邪陷，热入阴分，发厥。

系疟疾，辨诸：病中遗泄，热甚而厥。

煎方　人参、半夏、草果、知母、乌梅、姜汁。（此和正托邪法，以此病发表攻里并难施用耳！）

阴虚阳上，瞀冒发厥。

辨诸：产后，知阴先虚；骤加惊恐，知阳易浮；左肢麻木、耳窍失聪，知阳挟内风；窜入关窍。

　　煎方　熟地、天冬、萸肉、茯苓、磁石、龟甲心、五味子、黑壳建莲。

肝胆郁勃，阳气直上无制，发厥。

　　辨诸：自觉由脘至咽，四肢逆冷，以肝脉贯膈，入胃，循逺咽喉也。

　　煎方　川连、生芍、吴萸、乌梅、橘红、杏仁。（此苦降辛宣酸泄法）

　　转方　加淡干姜、生牡蛎。（以辛开重镇，气平后，须补阳明。）

根蒂空虚，气血并走于上，发厥。

　　辨诸：脉乱名曰，大厥。气返则生，与气闭于外，脉动身静，可通其阳者异。

　　煎方　人参、大熟地、白芍、代赭石、磁石、五味子、河车。煎成，以俟能稍苏，则小匙徐灌。

下焦阴液枯燥，冲气上逆为厥。

　　此煎厥也，经云：阳气暴涨，精绝令人煎厥。

　　煎方　细生地、元参、龟胶、阿胶、淡菜、蚌水。（此咸寒降逆血肉填阴法。）

肝阳升举，嗔怒微厥。

煎方　麦冬、茯神、鲜莲子、竹叶心、生甘草。候微温，另煎人参候冷冲入和服。（此益胃制肝法。）

热结在血，厥逆。

证见：肢掣，辨诸：发在戌亥阴时，逾时方醒，即欲渴饮，脉左坚，经阻半载，大便两旬不解。

玉烛散　归尾、生地、川芎、赤芍、大黄、芒硝、甘草。

冲脉空乏，胃虚肝乘，风阳交动，暴厥。

冲脉隶于阳明经，由冲下，辨诸：厥在经水下后。

小半夏汤加糯米　半夏生姜、糯米。（原案云：先用咸、寒，濡润和阳、泄风，治肝不应，当取阳明。案：当用大半夏汤。小字误。）

阳明络空，厥阴风旋，痿厥。

辨诸：四肢不用，与阳冒神迷同见，又以病发午后，黄昏乃厥阴，阳明旺时。

煎方　鲜生地、玄参、青黛、方诸水、真阿胶、活鳖甲。（此味咸入阴，色青入肝，介类潜阳法。）

膏方　鲜鳖甲、败龟板、猪脊髓、羊骨髓、生地、天冬、阿胶、淡菜、黄柏熬膏。（此味重填隙法。前方见效接服此膏，早七钱，晚四钱。）

温邪劫液，风阳上逆，痉厥。

　　煎方　熟地炭、生白芍、生牡蛎、阿胶、炒远志、
石菖蒲。

水亏不生木火，风倏起，上蒙灵府，昏厥。

　　证见：来极迅疾，醒亦甚速，醒后精神少慧。

　　煎方　龟板、熟地、萸肉、五味子、茯苓、远志
肉、石菖蒲、金箔、调入白濂珠粉。

膻中热郁，心窍受蒙，昏厥。

　　辨诸：先觉脐上，心下热炽，喉间有陈腐气，乃厥
经时，口涌血沫，汗出而醒。

　　丸方　乌犀角、天竺黄、丹参、郁金、云茯神各一
两、石菖蒲五钱、麝香一钱、冰片五分。各生研。野赤
豆皮煎汤泛丸，竹叶汤送二钱。

阴浊自下循经上犯，肾厥。

　　辨诸：由背脊而升发时，手足逆冷，口吐涎沫，喉
如刀刺。

　　丸方　炮附子、淡干姜、川椒、胡卢巴、半夏、茯
苓。姜汁泛丸（此通阳泄浊法）。

水不涵木，液少风动，陡然仆倒。

辨诸：质瘦，知为木火体质；入冬天暖，知阳不潜伏；病起眩晕麻痹，知动内风。

煎方　犀角、羚羊角、元参、郁金、连翘心、川贝母、橘红、鲜菖蒲。（另一案，以阳举遗浊，阴分久虚。用生熟地、天麦冬、盐水炒川柏。）

惊气入肝，冲气扰乱神志，猝然昏倒。

辨诸：小儿由见闻异形、异声起病，遂频发醒时脐下少腹痛。

煎方　乌梅肉、川连、白芍、川椒、桂枝、干姜。（案：此方意义，以酸可敛魂，苦可清心，辛可开结，温可通阳泄浊也。）

肝胆风火陡起，忽然跌仆无知。

辨诸：病由愤怒所致，证见：头摇肢搐，知已化风。

当归龙荟丸　当归、龙胆草、芦荟、山栀、黄连、黄芩、黄柏、大黄、青黛、木香、麝香。蜜丸。姜汤下，每服二钱，四服。

肾阴不充，无以涵肝，厥仆。

辨诸：坐蓐过劳，惊恐交迫，知真阴伤；目暗、昏花、眩晕，知风动；烦动、热升，知阳越。

煎方　熟地、阿胶、北沙参、茯神、黑穞豆皮、黄肉、五味子。调入秋石二分。（此纯静填阴佐以酸收法。）

脉象类

恶阻脉大

即辨诸：脉象及无寒热，知经停三月；食减是妊而非病。

煎方　细子芩、知母、苏梗、砂仁、橘红、当归、生白芍。

丸方　细子芩三两、熟白术二两、当归、白芍各两半，生研。苏梗一两、砂仁五钱、青苧汤为丸。

阳微欲脱，脉绝。

证见：四肢厥冷、冷汗出、气喘、胸腹胀闷，知浊阴上逆。

通脉四逆汤　人参、淡干姜、泡附子、猪胆汁。（此回阳驱阴法，服药后，脉微续者生，暴出者死。）

阴阳已属脱根，脉三、五参差。

病属劳复，证见：绝谷不食、便血洞下、昏乱无神。

煎方　人参、黄芪、于术、熟附子、五味子。（病已垂危，恐坏于子、丑二时，姑用此大封固一法，以维续真气，亦希冀于万一耳。）

液枯风动，左脉小数，中坚疾如刃。

辨诸：经漏、淋带频久，经来后，腹坠、腰酸、疹现、肌肤耳鼻孔皆痒。

煎方　人参、生地、天冬、阿胶、生白芍、女贞子、旱莲膏、地榆。早上服。

阳气化风上动，脉左关前，动跃如浮。

辨诸：在失血络伤后，与胸胁微痛，头中微晕同见。

煎方　鲜生地、川石斛、麦冬、玄参心、知母、地骨皮。

烦劳伤气，气虚延劳，脉右大。

病系秋暑失血，初春再发，脉大之劳与情欲致损，而为脉虚之劳异。

煎方　生黄芪、北沙参、苡仁、炙草、白芨、南枣。

欲萌不遂，阴火沸腾，左脉搏击，倍于右部。

煎方　生地、天冬、麦冬、川贝、元参、知母、生甘草。（案：相火出于肝，肝须肾水以涵养，肝火起必先经胃，胃汁足则火自息，故如此立方。）

经络筋骨类　经络　筋　筋肉　骨　骨肉

阳微不主流行，痰饮日多，气隧日结，经脉常似掣痛。

　　辨诸：肢末时冷，头中冷痛。

　　煎方　薤白、桂枝、半夏、茯苓、栝蒌皮、姜汁。

　　见效接服　外台茯苓饮去橘皮加姜汁饮　为茯苓、人参、白术、枳实、生姜。

血瘀在络。

　　煎方　旋覆花、新绛、桃仁、柏子仁、当归须、青葱管。

郁气伤肝，筋胀。

　　证兼心痛，两厥阴同气相求，肝病则心亦病也。

　　煎方　薄荷、生香附、郁金、白蒺藜、丹皮、钩藤、广皮、茯苓。

血虚肝郁，生热、生风、筋胀。

　　煎方　生首乌、净归须、胡麻、丹皮、黑山栀、桑叶、嫩钩藤。

阳明脉虚，筋缓。

煎方　黄芪、防风、白术、茯苓、炙甘草、桂枝、当归、白芍、苡仁。

血枯下燥，环跳、尻骨筋掣痛，痛甚足筋缩。

辨诸：年老大便常秘。

煎方　鲜生地八钱、川斛二钱、阿胶三钱、天冬钱半、寒水石一钱。（此下燥治肝，微咸、微苦以入阴法。）

阳虚失护，筋惕肉跳。

辨诸：与畏风、怕冷、汗出同见，又证见心悸、头痛。

真武汤　附子、白术、茯苓、白芍、生姜。

湿痰阻隧，骱痛。

辨诸：与肛垂同见，又久疟，非日有寒热，知邪伏深远，舌白不喜饮，知邪为湿痰。

煎方　炒半夏、厚朴、草果、知母、杏仁、冲生姜汁。

湿聚热蒸蕴于经络，骨骱烦疼。

辨诸：舌起灰滞，面目痿黄，寒战热炽同见，由病初愈，骤进浊腻食物所致。

煎方　防己、杏仁、滑石、半夏、连翘、山栀、苡仁、野赤豆皮。

血虚风痹，骨骱肿痛。
　　煎方　羚羊角、细生地、元参、当归、桂枝、桑枝、白蒺藜。

吐血内损，阳明脉络不用，骨痿、酸痛、肌肉麻木。
　　证见：久嗽不已，大便不实。
　　煎方　黄芪、炙草、苡仁、白芨、南枣、冰糖。（此病忌用清凉润肺药。）

皮肤肌肉类　肌肤　皮肤　肌肉
卫阳伤，肌肤浮肿，渐见高突块瘰。
　　辨诸：以辛香治疝，疏泄太过所致。证见：身痛、肢肿，下午甚。
　　附芪汤　生黄芪一两、附子二钱。

脾肾阳气大衰，肌腠麻木。
　　辨诸：面乏、㿧泽、鼻冷、肢冷，时如寒凛。微热，大便有不化之形，谷食不纳。
　　附子理中汤　人参、白术、干姜、炙甘草、加附子。

湿邪未尽，痰饮窃踞，肌腠瘙痒。

辨诸：与咳缓、痰少、脘中不爽同见。

煎方　杏仁、白芥子、炒半夏、茯苓、淡干姜、橘红。

怒劳伤肝，营液日耗，风阳交动，肌腠如刺、如虫行。

辨诸：竟夕不寐。

煎方　细生地、天冬、茯神、陈小麦、阿胶、南枣肉。

气血郁滞，肤腠刺痛无定所。

辨诸：情坏少欢，多愁致气血周行不利，又月事先期色变，晨泄不爽利。

丸方　川芎、当归、肉桂、生艾、小茴香、茯苓、生香附、南山楂、益母膏丸。

血热风动，皮肤发痒。

煎方　荆芥、防风、地肤子、赤芍、银花、小生地、木通、甘草。

君相动，主消烁，安谷不充形骸。

辨诸：曲运心机必形梦寐，手指微震，痰多，知心肝火炽风动。

煎方　人参、茯苓、枳实、半夏、石菖蒲。(此理阳明以制厥阴法。)

寒湿痹着，无病时形瘦，病发时形充。

此凡物入水则长之理也，证见：右肢跳痛，指不能屈伸。

丸方　炙焦全蝎一两、炙焦蜂房、煅自然铜各五钱、泡黑川乌一钱、麝香五分、炒熟大黑豆，淋酒为丸。每服一钱陈酒下。

肝病传脾，肌浮。

辨诸：先心悸如饥，头晕、肢麻知肝风动，汗多知肝热内蒸，今又腹大。大腹属脾肌肉，亦属脾，知脾病。

煎方　阿胶、天冬、生白芍、细生地、麦冬、明天麻、菊花炭。(此养金制木，俾土不受侮法。)

肝风犯胃，袭走脉络，肌肉皆肿。

辨诸：右脉涩弱知胃虚，左脉空大，按之不实，亦非肝气、肝火之有余。

煎方　人参、茯苓、半夏、白芍、煨姜、炒粳米。(此安胃法。)

血脱气馁，肌肉痿黄，渐加浮肿。

辨诸：痔血久下，时见喘促。

煎方　人参、焦术、茯苓、炒菟丝子、广皮、木香、生益智仁。

肝液不足，肝阳化风，掀越鼓动，肌浮偏肿。

证见：四肢倦怠、面色青晦，知已伤胃。

轮服煎方　午服阿胶、鸡子黄、白芍、甘菊、枸杞子、炙甘草。滋肝阴液以息风阳。暮服人参、南枣、秋石。助胃气液以御肝侮。

阴不摄阳，肌肉热蒸如焚。

辨诸：由产后远途劳形神，母丧伤情志得病，证见：易惊、少寐、筋肉瞤动。

煎方　熟地炭、萸肉、龙骨、茯神、淮小麦、南枣肉。

诸经气逆，周身脉痹，肌肉著席痛加。

辨诸：病由频吐填胸，聚脘嗳气不展，状如呃忒。

煎方　枇杷叶、杏仁煎汤，冲入桔梗汁、枳实汁。（肺主一身之气化，故用降肺气药。）

心阳过动，肾阴暗耗，液枯阳愈燔灼，肌肉消瘪。

辨诸：经营劳心火，凡火病多消烁肌肉。

玉女煎　生地、生石膏、麦冬、知母、牛膝。

身体类　身　周身　上下身同病　前后身同病　左半身　右半身　上半身　下半身　后身下身同病

饮症，昔形壮，今渐瘦。

　　饮食不化精微而变痰浊故也。辨诸：舌黄、不渴、脉弦、卧着则咳，痰出稍安。

　　煎方　薤白、桂枝、半夏、茯苓、栝蒌皮、姜汁。（以再有当心似阻，见证知胸次清阳少旋，故用此辛通上焦法，非通治饮症方也。）

寒湿痹着，无病时形瘦，病发时形充。

　　此即凡物入水则长之理也，证见：右肢跳痛，指不屈伸。

　　丸方　炙焦全蝎一两、炙焦蜂房、煅自然铜各五钱，泡黑川乌一钱、麝香五分、炒熟大黑豆，淋酒为丸。每服一钱，陈酒下。

努力受伤，身痛无力。

　　当归桂枝汤加减　当归、桂枝、白芍、炙甘草、生姜、大枣，内去姜加五加皮。

湿蕴三焦，身痛。

辨诸：与脘闷、便溏，脉象模糊同见。

煎方　厚朴、广皮、藿香梗、茯苓皮、大豆黄卷、木防己、川通草、苡仁。

湿阻气分，胸身重著而痛。

辨诸：与寒热、微呕、头胀、脉濡同见。

煎方　杏仁、白蔻仁、竹叶、厚朴、茯苓皮、大腹皮、滑石、木通。

肝藏风火烁筋，肢体牵强不舒。

辨诸：情志不适，因肝郁而热自内起，难于除根。

煎方　何首乌、枸杞子、当归身、杜仲、沙苑、蒺藜、桑寄生。

奇脉纲维不用，身体伛偻。

辨诸：病起于产后，又证见瘕疝，知络空邪袭气血胶结。

丸方　归身、苁蓉、杞子、小茴香、茯苓、紫石英。羊肉胶丸。（此通络充形法。）

经来冲脉虚，跷维亦不用，全体百骸若撒。

证见：踝臂冷、环口肉动，冲隶阳明，宜治胃。

煎方　人参、姜半夏、茯苓、附子、木瓜、粳米。
（参、苓、夏甘辛淡合通补法，附、粳同用，两和阴阳，木瓜酸救胃汁以制肝，兼和附、半之刚燥。）

久痛入络，气血不行，身发黄。
即辨诸：病久知非黄疸。
煎方　旋覆花、新绛、青葱、炒桃仁、当归尾。（此宣通血络瘀痹法。）

脾液外越，身发黄。
辨诸：不欲食、便溏。
煎方　人参、炙甘草、生扁豆、山药、茯神、苡仁。

营阴大伤，卫阳失和，周身皆痛。
辨诸：舌光如镜。
煎方　生地、天冬、麦冬、麻仁、生牡蛎、阿胶。

肝气乘胃，阳明经脉失和，周身掣痛。
辨诸：病因惊恐、嗔郁、气逆填胸、阻咽，夜甚昼缓。
煎方　金铃子、延胡索、杏仁、半夏、香豉、白蔻、栝蒌皮。冲生姜汁。

阳明不治，卫中空虚，营行不利，周身掣痛。

证见：头不可转，手足不可动。辨诸：脉浮而无力。

煎方　人参、黄芪、白术、甘草、归身、桂枝、秦艽。

肝木犯胃，诸气痹阻，呼吸则周身牵掣。

证见：胸脘痛胀、胁肋板实、舌黄、烦渴、起病时吐痰食。

煎方　大苦杏仁十粒、半夏钱半、广皮、白川楝子、炒延胡、土栝蒌皮各一钱、白蔻仁八分、生姜五分。（此宣通气分法。）

阳微不运湿聚，阳明之脉不用事，周身牵掣不和。

久延能成肿胀。

苓姜术桂汤加厚朴椒目　茯苓、干姜、白术、桂枝。

阳气素虚，产后奇脉不固，脊髓酸软。

辨诸：与带下、食下不化、呕吐清水、肢冷、脉微证同见。

附子理中汤　附子、人参、生白术、炮姜、炙甘草。

冲脉虚损，经将来，周身筋骨脉络酸掣不舒。

盖经来必诸络之血，汇集血海冲脉而下。

煎方　河车胶、生地、枸杞、沙苑、生杜仲、白薇、山楂、黄柏、白花益母草。

阴虚生热，热胜生风，周身流走作肿。

证见：手不能握、足不能履。辨诸：发热、口渴、脉浮大而数。

煎方　生地、酒炒黄连、黄芩、羌活、红花。

五志之阳，化风莫制，自觉一身上实下虚。

辨诸：萦思过度，致脏阴少藏。

丸方　熟地、茰肉、茯神、五味、磁石、青盐均末。鳖甲胶、龟板胶，溶和为丸。（此酸收咸降介以潜阳法。）

肝风志火交并于上，一身上盛下虚。

证见：内风动、唇舌麻木、内火炽、肢节如痿、下虚足膝无力。

暂服煎方　石斛三钱、草决明、蒺藜各二钱、北秦皮、冬桑叶、生白芍、钩藤各一钱、化橘红五分。上午服。（此苦降辛泄佐微酸法。）

补下丸方　九制熟地、苁蓉、生虎骨、牛膝、制首乌、盐炒草薢、赤白苓、柏子霜。共末。以石斛膏、黑稽豆皮汁和丸。每早服三钱。

运中丸方　人参、半夏、橘白、枳实、天麻、地栗粉各二两、生茯苓四两、钩藤、蒺藜各三两、姜汁炒川连一两。竹沥、姜汁丸。晚服三钱。

肾气衰不主收纳，肝风动，渐蒙清窍，一身上实下虚。

证见：头晕、跗肿、不能健步。

附都气丸加味　附子、五味子、熟地、萸肉、茯苓、山药、丹皮、泽泻、加天冬、建莲、车前。（颇能纳谷，安寝，可用滋填。）

阴火直升，直降，一身上下同病。

证见：上则咯血、下则肛痔延漏，将延虚劳且食减至半，知已伤胃。

煎方　熟地炭、霍石斛、炒山药、茯神、建莲、芡实。（以已证见食减，胃关最要。故不可见热投凉以血嗽泥治。）

湿聚土弱，风动木摇，一身上下同病。

证见：下则大便久溏、上则眩晕，目泪暗出。

煎方　白术、桑叶。

任脉不摄，冲脉气逆，一身上下同病。

证见：气火上冲咽喉，如颠顶掀胀，下溜如溺出状，管中痛。

丸方　砂仁、炒熟地炭、炒黑远志肉、炒莲须、龟板、白龙骨、琐阳、茯苓、杜仲、芡实。以金樱子熬膏为丸。

阴阳乖违，上半身火升，下部冷彻骨。

证见：经来心嘈、筋收痛、色紫黑，经过带多、形日瘦。

丸方　鲍鱼、生地、当归、柏仁、天冬、苁蓉、山楂、茯苓、牛膝。以红枣薪艾汤为丸。（此通阳摄阴法。案鲍鱼即勒鲞，非海味以浊导浊也。）

下焦阳虚，气不运化，膈间坚肿，痛楚，髀骱皆肿。

证见：横膈如臂，系伏梁危症。

煎方　人参、鹿茸、淡川附、茯苓、荜澄茄。

五液皆涸，督任失司，头垂、脊痛、椎尻气坠。

辨诸：产后久未复原，并心痛、冷汗。

煎方　鹿茸、鹿角霜、鹿角胶、当归、杞子、生杜仲、川断、茯苓、柏子仁、沙苑子。（以草木无情不能治精血之惫，故用此血肉充养法。）

液虚风动，忽腰腹大痛，或攒膝跗足底，或引肩胁。

辨诸：小产后，按之痛缓。

煎方　细生地、生白芍、炙甘草、淮小麦、阿胶、南枣。

真阴损伤及阳，脊、背、肩、膊胀痛。

辨诸：疟后数年，每春病夏甚冬瘥。阴阳不胜升泄，脊、背等皆属阳位。

煎方　鹿角霜、鹿角胶、熟地炭、菟丝饼、柏子仁、青盐。

奇脉虚空，腰、背、脊、臀牵掣似坠。

辨诸：淋、带、瘕、泄又热气升于上，从左肝起，刚如桂、附，柔如地、味皆忌。

震灵丹　禹余石、赤石脂、紫石英、代赭石各四两，（煅过），同乳香、没药、五灵脂各二两、水飞朱砂一两研末，糯米饭丸。先服钱半。

煎方　人参一钱、鹿角霜、沙苑子、桑螵蛸、茯神各三钱（炒）、杞子钱半、炙甘草五分。（前丹通以达下，涩以固下。服后接服此方。）

丸方　人参、麋茸、生菟丝各二两、补骨脂、茯苓各两半、生紫石英、生禹粮石各两二钱、炒黑小茴香、炒黑远志各五钱。（此方调理常服。）

25

秽浊阻遏，中焦气机不宣，腹痛脘痹。

煎方　藿香、厚朴、杏仁、莱菔子、半夏、广皮白。

饮邪郁气入络，左胁有形，痛绕胸、腹、背。

辨诸：嗜酒面亮，知有饮因，怒食辛热，痛暂止知气郁。

煎方　粗桂枝木一钱、姜汁浸泡黑天南星钱半、打碎生左牡蛎五钱、炒香打真橘核钱半、川楝子肉一钱、李根东行皮一钱。

肾亏，奇经脉海乏气，身体前后牵掣不舒。

煎方　淡苁蓉、甘枸杞、当归、牛膝、沙苑、茯苓。

肝风上引，左边半身麻木。

即辨诸：初起病在左边，及情怀郁勃，又与舌强、筋吊、脑后痛、痰阻咽喉同见。

煎方　羚羊角、鲜生地、连翘心、元参、石菖蒲、冲郁金汁。

肾肝阴虚，左半身偏枯。

证见：发厥，知已液少风动。

煎方　制首乌、生地、杞子、茯神、川斛、菊花、明天麻。

血虚不荣筋骨，内风袭络，左半身偏枯。

即辨诸：枯在左，知病在肝肾血分。

丸方　制首乌四两、枸杞子、归身、蒸牛膝、煨天麻、三角胡麻各二两，焙研末、黄甘菊三两、石斛、黑豆皮各四两、熬汁，收膏加蜜和丸。

气弱有痰，右半身痹痛。

煎方　生于术、川桂枝、川独活、片姜黄、白茯苓、陈防己。

阳气弛张，内风消烁，右半偏中。

辨诸：时在夏初，能饮酒纳谷，脉左弦且坚。

煎方　犀角、生地、元参、连翘心、竹叶心、石菖蒲、郁金、小青叶。（以舌苔灰黄，面色红亮，夹伏温邪，故用此，以清络宣窍。非治内风方也。）

阳明气虚，虚风内动，右半身缓纵不收。

辨诸：兼口眼歪斜与短缩牵掣，当逐邪者异。

煎方　人参、黄芪、白术、炙甘草、广皮、归身、天麻、煨姜、南枣。（案：橘、归同用，疏气和血，姜、枣同用，调营和卫。）

风湿流入经络与气血交混，上半身痹痛。

辨诸：病由感冒，风湿雨露经月，已从火化。

煎方　杏仁、滑石、石膏、姜黄、防己、蚕沙。（此宣通清解法，不宜攻散。）

阳气不足，身半以上痹痛。

煎方　人参、黄芪、熟于术、炙甘草、桂枝、归身、白芍、川羌。

客气袭入络脉，肩背肢末皆牵掣。

所患部位皆阳气游行之所，辨诸：用东垣舒经及温补皆不应。

药酒方　钻地风五两、千年健五两、大黑豆六两，投入无灰酒十斤，隔水煮一日，早、晚暖服三四杯。

湿热内留脉络，头面上身，常起疮泡。

辨诸：能食、二便通调，知脏腑无病。

药酒方　银花、连翘、犀角、生大黄、荆芥、丹皮、黄芩、川芎、当归、泽兰、羚羊角、大豆黄卷，用无灰酒十斤浸。

肝脏阳升，八脉空乏，下焦畏冷。

辨诸：与经漏成带，头目眩晕同见。

煎方　当归、炒白芍、炒黑枸杞、杜仲、海螵蛸、炒沙苑。

肝肾虚寒，冲任脉损下焦，肢体常冷。

辨诸：经水一月两至或几月不来，五年来并不孕育。

丸方　人参、砂仁、制熟地、归身、白芍、川芎、香附、茯神、肉桂、艾炭、小茴香、紫石英、益母膏丸。

卫阳式微，下体怯冷。

辨诸：与自汗脉细同见。

煎方　黄芪三钱、熟于术一钱、熟附子七分、炙甘草五分、煨姜一钱、南枣三钱。

寒湿成痹，下半身骨骱肢节沉痛。

煎方　人参、生于术、茯苓、苡仁、制白松、汉防己、川独活、北细辛。

下虚，奇脉失司，遶腰近脐，久痛若空。

证见：秋深届冬，四肢不暖，辨诸：询得幼年精未充而早泄。

　　丸方　鹿茸、淡苁蓉、巴戟、当归、茯苓、虎膝骨、牛膝、大茴香、羊肉胶丸。

阳未全复，流行未布及全体，髀、尻、足、跗浮肿。
　　辨诸：肿胀服禹余粮丸腹胀消惟此未愈
　　加味活络丹　炮川乌、干地龙、乳香、没药、北细辛、桂枝木、活络丹。共末，另用油松节酒水各半煎汁和丸。

精伤，尻、髀、跗、胫皆如槁木，不知冷热。
　　证见：痿躄，此沉痼之病，未许却疾。
　　煎方　鹿茸、当归、枸子、熟地、虎骨胶、舶茴香、沙蒺藜、牛膝。

肺热叶焦，有年偏痿。
　　辨诸：身日瘦、色苍、脉数。
　　煎方　甜杏仁、大沙参、玉竹、麦冬、桑叶、百合、地骨皮。

八脉失养，脊骨痛连腰、胯，膝、跗无力。
　　辨诸：年未四九，天癸先绝、上热下冷、呼吸必经脉疼痛。

煎方　鹿茸、鹿角胶、鹿角霜、淡苁蓉、当归、枸杞子、生杜仲、炒蒺藜、牛膝。（此柔阳辛润通补法。）

阴虚，八脉不司约束，脊、腰酸痛，足、跗骨中麻痹。

　　辨诸：生育多，经早断，带淋畏热。

　　煎方　熟地、龟板、虎骨胶、知母、当归、白芍、黄柏、牛膝。

脉络空豁，脊、脊、椎、髀酸软。

　　辨诸：自乳知血耗，带下不已知液夺，下部冷知阴虚及阳，须断乳，庶不致延劳。

　　煎方　人参、鹿角霜、枸杞、桑螵蛸、谷、杜仲、壳、苑、茯苓、白薇。

冲督皆虚，经将至，尻骨、脊椎酸痛。

　　辨诸：产育频多，盖经由冲脉而下尻脊，为督脉循行之位。

　　煎方　麋茸、人参、归身、炒黑小茴香、川斛、茯苓。

阴精下损，髓空，督带诸脉不用，脊、腰、髀、酸痛。

　　丸方　水煎熟地、杞子、鱼胶、五味、茯神、山药、湖莲、芡实、金樱膏为丸。

肿胀类 肿胀 肿 胀 单腹胀

肾阳不蒸，脾阳不运，浊阴僭踞，肿胀。

辨诸：老年四肢俱冷、食入加胀、二便不爽。

煎方 炮黑附子、淡干姜、生白术、茯苓、厚朴、泽泻。

脾肾阳虚肿胀。

辨诸：由足入腹，脉象细软，不能运谷。

煎方 生白术、茯苓、厚朴、淡附子、淡干姜、荜拨。

湿热从上至下，布散三焦，肿胀。

辨诸：先面肿知邪起自上，倚倒左右，随着处肿胀为甚，知布及三焦。

煎方 杏仁十粒、苡仁、枇杷叶、茯苓皮各三钱、滑石、豆豉各钱半、通草、黑栀皮各一钱，急火煎。（此病从上起，先治其上法。）

胃阳微而运迟，寒饮聚而化难，肿胀。

辨诸：右胁汩汩有声，坠入少腹，知阳气偶动则运也。

煎方 左牡蛎四钱、生于术、茯苓各三钱、泽泻钱半、紫厚朴一钱、川桂枝木五分。

转方加益智仁一钱。

脏寒浊聚，肿胀。

法宜培火生土，暖下泄浊。

禹余粮丸 余粮石、蛇含石、钢针砂、羌活、川芎、三稜、蓬术、白蔻、白蒺、陈皮、青皮、大茴、木香、当归、牛膝、炮姜、炮附、肉桂，用神曲糊丸。

湿邪化热，肿自下起，胀及心胸。

湿本阴邪，先从下受，辨诸：误用桂、附、芪、术化热上行，瘰赤、溺无、便滑。

煎方 海金沙五钱、木猪苓三钱、川通草、黄柏皮、生赤豆皮各钱半、真北细辛一分。见效。再加晚蚕沙三钱。

湿热蕴结，由黄疸变为肿胀。

煎方 鸡内金、海金沙、厚朴、大腹皮、猪苓、通草。（苦辛渗利法，每三日兼进濬川丸。）

下焦阳虚，气散弥漫，肿胀。

辨诸：病在产后服破气宽胀药，腹大且满，按之则痛。

肾气汤加减 肉桂、熟地、萸肉、山药、茯苓、丹皮、泽泻、牛膝、车前。均炒炭洗过，再煎，调入琥珀末。（炒炭但取气通，避去味浊也。）

下虚及中，厥逆上冲，渐加肿胀，倏甚忽平。

辨诸：病起产后，食减吐泻、无华色、脉微弱。

煎方　淡苁蓉、炒黑杞子、当归、小茴、茯苓、沙苑。间服济生肾气丸一两二钱，即金匮肾气减地之半而倍用茯苓。

奇脉虚，肾气散越不收，肿胀。

辨诸：病起产艰，血去盈斗，腹即胀满，知非瘀，今有形冲突，肠如刀搅。

乌鸡丸　雄乌骨鸡去毛去秽，留内金留肠，纳入五味一两、熟地四两、用陈酒、童便，砂锅中煮，又黄芪、于术各三两、茯苓、归身、白芍各二两。为末，同鸡肉捣烂，焙干，骨用酥炙，共人参三两、川芎、沉香各一两、丹皮、香附各二两。再用山药六两。研浆和丸。

肝肾气散，不主收纳，肿胀。

辨诸：病在产后，形寒、肌消、肉削。

济生肾气丸　附子、肉桂、熟地、萸肉、山药、丹皮、茯苓、泽泻。照古方原分量茯苓加倍为君，熟地减半为佐，沉香汁冲开水送。

阳衰湿乘，一身尽肿。

　　证见：针刺出水，稍瘪复肿。辨诸：素嗜酒，本有内湿，复遇夏月湿令。

　　煎方　川乌、附子、生白术、茯苓、木香、黑豆皮。（此辛雄解凝通阳驱阴法。前服八味汤仅温煦肾阴无效，故用此方。）

胃虚，肝风肆扰，袭走脉络，肌肉皆肿。

　　煎方　人参、茯苓、半夏、白芍、煨姜、炒粳米。（此安胃以和肝法。）

外邪壅肺，气分不通，暴肿。

　　证见：小溲涩少，辨诸：气急当从风水、皮水治，宣其经隧。

　　煎方　蜜炙麻黄、前胡、牛蒡子、紫菀、杏仁、茯苓皮、广皮、姜皮。

阳未全复，流行不及四末，髀、尻、足、跗浮肿。

　　辨诸：中满，用余粮丸暖下泄浊，腹胀已去。

　　加味活络丹　炮川乌、干地龙、乳香、没药、北细辛、桂枝木均研末，活络丹，用油松节酒水各半煎汁和丸。

阳气式微，水谷之湿内蕴，入夏跗臁、少腹悉肿。

辨诸：食谷不运，溲短不利

煎方　猪苓、茯苓皮各三钱、防己钱半、厚朴、泽泻各一钱、桂枝木八分。

肝气犯胃，逆升不降，幽门不通，旁趋为胀。

辨诸：夙患肝气，今又大便久不通。

煎方　归须、桃仁、郁李仁、山栀子、川楝子。（降以病延数月，故治血络，病久必入络。）

肾虚不摄，气漫为胀。

辨诸：早婚致流浊、滑精、口泛咸味。

丸方　生菟丝子、粉蛇床子、覆盆子、陕沙苑子、家韭子、五味子，共研末，用鳇鱼胶丸。

肾胃阳虚成胀。

辨诸：用肾气摄少阴，五苓通太阳，得浊泄溺通满，减药已对症，知守补不宜，可用纯刚以逐凝阴。

玉壶丹煎剂轮进　上方。好硫黄、糯米粉，捣丸。夜服五分。下方。人参、半夏、茯苓、枳实、干姜、姜汁，晨服两道。

木火犯土热胀。

　　辨诸：骤胀知非虚，喜凉饮、面起痛瘰，知为热，二便皆通，知非形质之滞。

　　煎方　小川连、淡黄芩、半夏、枳实、生白芍、干姜、铁锈针。（用姜取其辛通，且佐入温味，不致格不相入也。）

屡通大便，阳气愈伤，阴浊益壅，胀势不减。

　　真武汤去芍加泽泻椒目　附子、白术、茯苓、白芍、生姜。

瘕结，阴络作胀，误用硝黄攻夺，阴亡液损。

　　证见：胀如故，反二便不通。

　　丸方　桑叶、柏子仁、松子仁、黑芝麻。以青果磨汁和丸。

肝气郁结，腑阳窒塞，腹渐胀满。

　　辨诸：情怀少旷，初病脘痛、肠鸣、泄气，今食少、二便涩、脉右涩左劲。

　　煎方　杏仁、厚朴、海金沙、陈香橼、郁金、莱菔子、木通。（此分消法。）

胃阳伤血，络痹，胸腹服满。

证见：久病痰多。

丸方　生白术、茯苓各二两、厚朴一两、肉桂五钱。姜汁丸。（朴、术同用治虚胀，苓通胃阳，桂入血络，姜以开其路。）

冲脉病腹坚有形，气聚不通，渐成胀满。

辨诸：病在产后。

煎方　当归身、舶茴香、精羊肉、老生姜。（此辛润肾燥法。）

阳微，肝浊内蕴，腹胀满。

辨诸：得大便胀可减，昼轻夜重，平素多嗔怒久寡，左腹痕结有形长大。

丸方　当归、阿魏、郁李仁、川楝子、青皮、肉桂、麝香。蜜丸。

误服芪、术守中，渐生满胀。

病系胃阳虚，应用大半夏汤之通补，今误用守补，致胀而溲少、便室。

半硫丸　半夏、硫黄。每日开水送钱半。（此通经腑之阳法。）

下伤浊阴犯中，胀满。

辨诸：病起产后，知下焦先伤，身动便喘，知下虚不摄，晨至午颇减，日暮胀甚，知中阳亦微。

六味汤加减　熟地、萸肉、山药、茯苓、丹皮、泽泻。去萸加芍药、附子、牡蛎、炒炭。再煎。（炒炭者取其气，不取其味也。）

湿热、浊气交混，中满。

辨诸：素嗜酒，知中虚湿聚，久居粤地潮湿，又长夏涉水，知更外受之，湿下起。

小温中丸　见本类土为木乘条，用八服。（此疏利肠胃法，取其不致流散诸经也。）

阳气大伤，浊阴起于少腹，渐踞中宫腹胀。

辨诸：积劳忧思、脉右涩左弱、面黄、瘦露筋。

煎方　附子、干姜、猪苓、泽泻、椒目。（此通阳以驱阴浊法。）

肝气郁结，化热脾胃伤，腹胀。

辨诸：嗔怒、怫郁、食减。此病忌桂、附助热，萸、熟滋滞，郁热益深，转增其病。

煎方　钩藤、丹皮、黑山栀、川连、青皮子、紫厚朴、莱菔子、广皮、白薄荷梗。（间服小温中丸见本类。）

土为木乘，阳气不主流行，湿滞腹膨䐜胀。

辨诸：与大便不爽同见，得暖气稍快。

小温中丸　白术、茯苓、陈皮、熟半夏、甘草、神曲、生香附、苦参、黄连、针砂。为末，醋水各半和丸。每服三钱。（此泄肝通胃法。）

胃阳式微，升降失司，䐜胀。

辨诸：与食谷不运、呕恶、脉弦、面色黄、大便不爽同见。

煎方　半夏三钱、广皮白钱半、吴萸八分、荜拨、淡干姜各一钱、生姜汁五分。（此温通阳气法。）

血虚络空，肝气乘之，䐜胀。

辨诸：自觉气升则发胀。

煎方　归身、杞子、柏子仁、桃仁、茯苓、香附、小茴香、桂圆肉。（此宣通润补法。）

瘀血壅滞，腹大蛊鼓。

辨诸：壅实有形。

丸方　桃仁、肉桂、椒目、制大黄。以陈香橼煎汤和丸。

肾脾阳虚，寒水积聚，成鼓胀。

证见：溺涩。（案：凡胀由寒水逆犯脾阳者，忌盐。）

五苓散合肾气丸　上方通太阳，白术、猪苓、茯苓、泽泻、肉桂。下方摄少阴，附、桂、熟地、萸肉、山药、茯苓、丹皮、泽泻、车前、牛膝。

湿郁气分，中焦不运，单腹胀。

辨诸：口不渴、昼则便利不爽、夜则小溲略通，知昼主气分故也。

大针砂丸　即禹余粮丸。见本类脏寒浊聚条，每服钱半。

湿浊凝聚，锢结不宣脾阳伤，单单腹胀。

辨诸：平素嗜饮，证见二便不爽。

煎方　生茅术、草果、附子、广皮、厚朴、茯苓、猪苓、荜拨。（另一案亦酒湿，辨诸：愈泄热愈胀，知为虚寒，即此茅术改白术，又去后二味。）

攻痞脾阳伤极，变成单腹胀。

难治之症。

煎方　熟附子、生干姜、生白术、茯苓、厚朴。

浊阴凝结，腑阳窒痹，少腹单胀。

辨诸：二便通利稍舒，又专治脾阳不应。

五苓散加味　白术、茯苓、猪苓、泽泻、肉桂、加椒目。（此开太阳法。）

痧痘斑疹痱瘰类　痧子　痘　水痘　痘夹痧　斑疹　斑　疹　瘰

温邪内陷，发痧不透。

证见：上薰肺为喘，下攻肠为利。（吴人曰：痧子，浙人曰：瘄。一病也。）

煎方　川连、黄芩、银花、连翘、丹皮、地骨皮、滑石、甘草。（以温邪已从火化，经云：火淫于内治以苦寒。）

肺气闭，痧隐太早。

辨诸：病起咳喘、发热。

煎方　紫菀、薄荷、象贝、杏仁、桑皮、连翘、木通、郁金。

痧退后，毒火未清，上窍欲闭。

辨诸：呻吟不肯出声、涕泪皆无、唇紫掀肿、气促痰鸣同见。

煎方　川连、黄芩、连翘、银花、桔梗、杏仁、元参、甘草。

痧后，伏火未清阴伤。

证见：内热身痛。

煎方　川斛、麦冬、玉竹、白沙参、地骨皮、生甘草。

毒伏肝肾至阴之脏，痘闷不发。

辨诸：初起腰、足俱软，证见：目泛、㿠舌、旋加喘促、是紧闷不治之症。

枣变百祥丸　红芽、大戟各五钱、红枣五钱水煮熟，去皮、去核用枣肉研化开水送。此下夺法百中望一、二生全耳

火毒重，痘形烦琐成片，色紫滞。

煎方　犀角、羚角、桔梗、炒楂、连翘、天虫、紫草茸、丹皮、石膏、银花、地丁、牛蒡、冰片、猪尾血。

气血郁滞，痘形色不光润，蓬松盘软。

有干塌无浆之虑

煎方　当归、川芎、桔梗、天虫、角刺、紫草茸、丹皮、炒楂肉、甘草。

气衰毒陷，痘形阔塌瘪陷，浆色白滞不荣。

冀其堆沙加食，可望转机。

　　煎方　人参、黄芪。归身、川芎、木香、广皮、桂心、炙甘草。服此浆满堆沙，痘形圆绽。

　　转方用人参、冬术、茯苓、新会皮、白芍、炙草。

痘毒不化，而转内陷。

　　煎方　人参、肉桂、炙甘草、丁香、厚朴、诃皮、广皮、木香、前胡、茯苓。（原案云：痘发由络，其陷亦归于络，须用辛香温煦法。）

元气馁不能煅毒成浆，浆清不充灌。

　　恐其内陷。

　　煎方　人参、黄芪、广皮、炙甘草、木香、鹿茸、归身、肉果、官桂、坎炁。

元气亏极，浆未充满，忽然干涸。

　　此即倒靥证兼咬牙寒战。

　　煎方　人参、鹿茸、炒当归、桂圆、桂心、煨木香。

回痂太早，余毒流走四窜。

　　证见：四肢、臂、腿肿痛。

　　煎方　小生地、当归、赤芍、银花、连翘、夏枯草、刺蒺藜、丹皮、酒半小杯。

痘已回痂。

原案云：不宜再进补剂，恐气血壅滞，致有余毒变幻，惟宜宗翁仲仁，清凉以助其结痂。

煎方　黄芩、银花、川贝、甘草、地骨皮、真桔梗、连翘、苡仁。

时气传染，发为水痘，点来不爽，顶有水痕微焦。

此非胎毒所发之痘。

煎方　连翘、牛蒡、山栀、丹皮、赤芍、木通、飞滑石、甘草。

湿气蕴于皮毛，与热气相蒸发，出罩痘疹子。

忌食荤腥。

煎方　连翘、地骨皮、白沙参、生苡仁、茯苓、通草、桑叶、甘草。

肺热未清，痘后发痧。

煎方　连翘、牛蒡、杏仁、桑皮、地骨皮、银花、夏枯草、黄芩、木通。

湿温杂受，身发斑疹。

证见：饮水不解渴，夜烦不成寐，由病中强食，反助邪威，致湿从热化。

煎方　连翘、薄荷、杏仁、郁金、炒牛蒡、山栀、石膏、枳实汁。（此凉膈疏斑法。）

津液内枯，斑纹淡晦隐约。

辨诸：舌干燥无苔、前板齿干、目欲瞑、口欲开。

复脉汤　炙甘草人参、生地、白芍、麦冬、阿胶。

凉风外袭，伏热内蒸，肌肤发疹。

辨诸：秋凉喘咳，知内应乎肺，始昼热继暮热，龂肉紫，知邪自气及营。

煎方　薄荷、连翘、石膏、淡竹叶、杏仁、桑皮、苡仁。（此辛寒清散法。案：既凉风外袭，宜加荆、防。既渐入营，宜加酒赤芍。）

风湿发疹。

煎方　薄荷、连翘、赤芍、牛蒡子、桔梗、桑皮、山栀、甘草。

血络本热，暑风湿气外加，发为疹块。

证见：臃肿、瘙痒。辨诸：脉左数实，是属暑疡。

煎方　杏仁、连翘、滑石、寒水石、银花、晚蚕沙、黄柏、防己。

血液内夺，阳动化风，头而体、肢皆发风疹。

原案但云：以和肝清热得安。方未载。

风湿伤于气分，胸、腹白疹。

辨诸：发热汗多而不解，知属湿病。又证见：身痛、自利、小溲全无。

煎方　苡仁、茯苓、滑石、通草、白蔻仁、竹叶。

风在表，湿热在里，气分不和，肌肉疹痒、搔摸成块。

煎方　生茅术须、生香附、白鲜皮、白僵蚕、白芥子、老苏梗。

少阳阳明风热失解，倏然疹现随没。

证见：耳聤、环口浮肿。

既济解毒汤　川连、枯芩、荆芥、防风、银花、甘草、升麻、葛根、大黄、陈酒浸半日，阴干，煎。

寒湿痹久化热，外蒸肤腠，隐疹瘙痒。

煎方　羚羊角、犀角、僵蚕、粗桂枝、花粉、白蒺藜。

湿热郁痹气分，隐疹色白瘙痒。

辨诸：五、六月天热地潮，知为湿热，疹色白而不赤，知在气分。

煎方　飞滑石、石膏、寒水石、白鲜皮、木防己、紫花地丁。

阴不内营，阳气浮越，周身累现隐疹隐隐。

证见：瘙痒不宁。辨诸：经漏、带淋频久，知液大伤。

煎方　龟甲心、人参、真阿胶、桑螵蛸、生白龙骨、旱莲草、茯神、知母。早上服。

阳明血热，上行头面，上半身发隐疹赤纹。

辨诸：瘦人热体，环口燥裂而痛。

犀角地黄汤　犀角、生地、白芍、丹皮。

内风时动，痦瘰常为隐现。

辨诸：下体冷、带多知下虚，针黹目注凝神致眩晕，知阳升，寡居知独阴多郁。

丸方　制首乌、三角胡麻、枸杞、甘菊花炭。用红枣捣丸。早上服四钱。

风邪袭入皮膜，先麻木，忽高肿发瘰。

病在躯壳，法宜宣行。

煎方　羚羊角片、姜黄、川桂枝、抚芎、半夏、白芥子。

小儿风热，时发疹块。

证见：手足烦热。

煎方　绿豆壳、卷心竹叶。

胆火、胃火郁蒸，发瘰热肿。

辨诸：独现正面知属胃，每九、十月发，知凛气外薄，气不得泄，故五、六月渐愈。

煎方　夏枯草、鲜菊叶、苦丁茶、羚羊角、黑栀皮、郁金、苡仁、鲜荷叶边、大连翘、苦杏仁、桑皮、地骨皮、银花。

汗类

阳明中暍，汗出。

辨诸：与烦渴、脉洪大同见。

白虎汤　石膏、知母、麦冬、甘草、粳米。

失血，阳明络空，乘隙泄越，夜有冷汗。

辨诸：奔走五日，知劳力伤动阳气，自觉血从右起，知伤中。

煎方　黄芪、黄精、茯神、苡仁、炙甘草。

因惊气逆气随阳泄，汗出。

　　煎方　去心黄芪二钱、人参一钱、煅龙骨、左顾牡蛎各钱半、川桂枝木五分。（此重镇压惊法。）

稚年阴不充阳，易泄，夜寐深更褧褧有汗。

　　煎方　桑叶、大沙参、玉竹、苡仁、生甘草。糯米汤煎药。（前医或参、苓、术、草，益气；或桔、杏、薄荷，泄气。皆不合。或加补骨脂，温涩肾藏尤谬。）

肝、肾根蒂弱，冲动诸脉俱逆，虚阳上泄，戌亥时汗出。

　　在热病真阴大伤后。

　　都气丸加青铅　熟地、萸肉、山药、茯苓、丹皮、泽泻、北五味、青铅。

胃口虚弱，厥阴来乘，当丑时漐然汗出。

　　辨诸：茹素恶腥，知胃弱少寐、多梦，知肝乘。

　　煎方　人参、茯神、枣仁、炒白芍、龙骨、炙甘草。吞送蒸熟五味子三十粒。

劳伤心神，虚热气泄，五心汗出。

手、足心、心坎也。辨诸：案牍积劳、神困、食减，知非实热。

生脉四君子汤　人参、麦冬、五味子、白术、茯苓、甘草。（灵胎谓：当加牡蛎。）

心气素虚，暑邪乘之，五心汗出。

辨诸：刻苦诵读，时当酷暑。

生脉合白虎汤　人参、麦冬、五味子、石膏、知母、粳米、甘草。

卫阳式微，自汗。

辨诸：与下体怯冷、脉细同见。

煎方　黄芪三钱、热于术一钱、熟附子七分、炙甘草五分、煨姜一钱、南枣三钱。

起居类　行立起坐　洗澡　卧不安　不寐　欲寐　梦

下焦空虚，肾气不纳，步履如临险阻。

辨诸：子后冲气上逆及与寤则心悸证同见。

丸方　河车胶一具、杞子三两、紫石英、胡桃、茯苓、桑葚各二两、沙苑、牛膝各两半、五味子、补骨脂、肉苁蓉各一两、小茴香五钱。红枣肉丸。

经脉受伤，阳气不为护持，行走痿弱无力。

丸方　黄芪四两、茯苓、生白术、当归各三两、淡苁蓉、炙甘草、牛膝、仙灵脾各二两、虎骨膏、金毛狗脊膏各十二两。为丸。

悲忧伤中，阳明脉衰，行走皆艰。

阳明脉主束筋骨、利机关，因忧神惫纳少，经谓：意伤忧愁则肢废。

煎方　羚羊角、当归、枸杞、沙蒺藜、元参、黄芪、防风根、牡蛎。

八脉交虚，动则气喘，立则伛偻。

辨诸：未交四九，天癸先绝，脊骨、腰、跨痛，膝、腿无力，呼吸必经脉疼痛。

煎方　鹿茸、鹿角胶、鹿角霜、当归、枸杞子、淡苁蓉、生杜仲、炒蒺藜、牛膝。（此辛润通补络脉法。）

营虚藏热，髓枯骨软，不能坐立。

证见：手足软。此属痿症，如误作阳虚治，谬矣。

虎潜丸　虎胫骨、龟板、熟地、当归、白芍、琐阳、牛膝、黄柏、知母、陈皮、羯羊肉。（此苦坚滋营法。）

肾阳微，气不摄纳，行动气堕于下，卧着气壅于上。

证见：跗肿昼甚，头胀夜甚。

济生丸　附子、肉桂、熟地、萸肉、山药、茯苓、丹皮、泽泻、车前子、牛膝。（即金匮肾气丸，但加重茯苓减轻熟地。）

膀胱气化不通降，浊饮上干，着枕气塞欲坐。

辨诸：小水不利。证见：下肢浮肿渐上。

煎方　桂枝、杏仁、干姜、五味子、半夏、茯苓。（此开太阳经气，以利浊饮下趋法。）

元海空乏，冲动诸脉皆动，着枕气冲欲坐。

辨诸：蓐劳，经三年未来，言动喘急、吐沫、食减。

煎方　人参、杞子、白龙骨、茯苓、紫石英、羊肉。

下元虚乏，饮浊上逆，夜卧气冲欲坐。

证见：嗽咳。辨诸：与背寒同见。用泄肺药，病势加增。

煎方　桂枝、茯苓、淡干姜、炙甘草、五味子。

寒邪外束，温邪内蕴，引动宿痰伏饮，夜卧气冲欲坐。

证见：喉咽气息有声。

煎方　麻黄、石膏、甘草、生姜、大枣。（此越婢法。）

肾藏无根，督脉不用，着枕卧即气冲不续。

证兼头垂欲俛，脉三五欲歇止，是虚损绝症。

煎方　熟地、五味子、茯苓、青铅、猪脊髓。（垂绝不治之症，古名医必仍处方者，希冀万一，存心仁厚，非若今之名医，早推辞免谤也。）

胃乏真气坐镇，冲气自下上逆，卧著欲起。

冲脉隶于阳明，冲动则诸脉皆动。

煎方　人参、茯苓、蜜煨姜、南枣、厚朴、杏仁。

太阳经气不开，浊饮上干，着枕气塞欲坐。

辨诸：小水不利，下肢浮肿渐上，不宜治肺。

煎方　桂枝、杏仁、干姜、五味子、半夏、茯苓。（此化膀胱以导饮下趋法。）

肾虚阳不潜伏，着枕眠卧，冷痰上升。

辨诸：与每交子后干咳证同见。

煎方　熟地炭、生白芍、山药、茯苓、丹皮、泽泻、车前子、牛膝、胡桃肉。（此引导固摄法。）

肾精伤，虚象大，著卧必垫实腰膂。

　　丸方　菟丝子、覆盆子、芡实、沙苑、家韭子、补脂脂、舶茴香、金樱子。线鱼胶为丸。

肝阳左升太过，眠卧不能欹左。

　　辨诸：病起嗔怒，脉数左坚，又咳逆而呕，胃咳之状，知木犯胃土。

　　煎方　女贞子、米炒麦冬、茯神、生甘草、糯稻根须、南枣肉。（此甘缓制急法。）

胃困肝横，有升无降，偏左卧即烦蒸热灼。

　　以遏其升逆之威也，热灼而不渴饮，知病在络。

　　煎方　桑叶、枇杷叶、大沙参、苡仁、茯苓、苏子、绛香、郁金。（此通络和肝法。早服琼玉膏以养胃，药为人参、地黄、茯苓、白蜜。）

肺郁，水气不降，能俛不能仰卧。

　　辨诸：先喘后胀，病在肺，又便溏不爽，溢络渐肿。

　　煎方　麻黄、杏仁、苡仁、茯苓、甘草。（此轻宣肺气法。）

络虚寒袭流行，不利仰卧，稍安左右，不堪转侧。

辨诸：与背有微寒、两足冷同见。

煎方　当归、小茴香同炒黑、炒桃仁、炒枸杞子、咸苁蓉、炙山甲。

虚怯，心肾不交，夜必惊惕而醒。

辨诸：吸气不入，知肾虚；心绪不安宁，知心病。

煎方　人参、茯神、小麦、炙甘草、龙骨、金箔。（此两安心肾，镇怯理虚法。）

肝气厥逆犯胃，少寐。

辨诸：气从左升，脉左弦。

煎方　生左牡蛎五钱、茯苓三钱、化州橘红钱半、川楝子肉、泽泻各一钱。（此泄肝和胃法。）

阴虚，浮阳不易归窟，寐中呻吟。

辨诸：形瘦、食少、盗汗、阴火必从晡暮而升。

六味汤加阿胶、人中白　熟地、黄肉、山药、茯苓、丹皮、泽泻、阿胶、人中白。

肝肾怯无力收纳，假寐必魂魄飞越，惊恐畏惧。

辨诸：新产气从小腹上冲，心痛神迷。

煎方　人参、炒黑杞子各二钱、龙齿、枣仁、茯神各三钱、黑壳建莲五钱。另以捣碎紫石英一两煎汤代水。

阴液内耗厥阳，风火外越，寤不成寐。

辨诸：尪羸、脉细数涩。证见：食不甘味，知胃阴亦伤。

金匮酸枣仁汤　炒黑枣仁、云茯神各三钱、知母一钱、川芎、生甘草各五分、酸枣仁。

肝肾液亏阳浮，寤不成寐。

辨诸：与心腹热灼同见，知脏液内耗，水亏自然火旺。

煎方　龟板、淡菜、熟地、黄柏、茯苓、萸肉、五味、远志。（此苦坚酸收以和阳法。）

接服方　龟鹿胶、熟地、苁蓉、天冬、萸肉、五味子、茯苓、羊内肾。（此填实肝肾法，以服前方得寐，乘此峻补下焦液枯也。）

阳气不降，痰亦上溢，子夜寤不肯寐。

辨诸：上昼气逆填脘。

温胆汤加减　陈皮、半夏、茯苓、竹茹、枳实、甘草。内去枳实加金斛，下滚痰丸二钱五分。丸为礞石、黄芩、沉香、大黄、焰硝。

阳气不交于阴，阳跷穴空，寤不肯寐。

证见：呕吐、眩晕、知肝、胃两经受病。

半夏秫米汤人参温胆汤　先服上方，即此两味。
接服下方，人参、陈皮、半夏、茯苓、枳实、竹茹、
甘草。

卫阳大伤，胃津亦干，无寐。

辨诸：暑虐误用羌防、苏葱辛温至汗出、渴饮、心
烦、脉左弱右促。

煎方　大麦仁、炒麦冬、炙甘草、生白芍、茯神、
南枣。（此辛散太过，救以甘缓法。）

热病后，胃气不和，不寐。

辨诸：与能食不饥同见。

煎方　香豉、黑山栀、半夏、枳实、广皮白。

少阳郁火，不寐。

煎方　半夏、茯苓、橘红、丹皮、桑叶、钩藤。

肝阳不降，数旬彻夜不寐。

证见：呕痰、不适，服温胆、半秫，诸药无效。

金匮酸枣仁汤加减　枣仁、知母、茯苓、川芎、炙
草、酸枣仁。内去川芎加小麦。

热痰内闭，昏昏欲寐。

　　煎方　半夏、桔梗、枳实、郁金、橘红、石菖蒲、冲竹沥、姜汁。

肝血肾精无藏阳，神无依而浮越，多梦多纷纭。

　　煎方　熟地、淡菜、阿胶、黄肉、小麦、龙骨、牡蛎。

下元虚损，梦魂、跌仆。

　　经云：下虚则梦坠，证见：带下淋漓不止，知八脉无气把握。

　　煎方　人参、炙桑螵蛸各二钱、龙齿、枣仁、茯神各三钱、炒黑远志五分。用紫石英一两煎汤，煎药。

言语声音类　昏谵　呓语　语塞　不语　失音　音不出　鼾声

劳伤脾阳，入夜神昏谵语。

　　证见：但知寐不加狂躁。辨诸：与肢冷、腹热、自利、微呕、舌灰白同见，知太阴受病。

　　煎方　人参、益智仁、茯苓、新会皮、生厚朴、苡仁、木瓜、砂仁。

新产，阴气下泄，阳气上冒，神昏谵语。

辨诸：回生丹不应，知非瘀痹，时在日晡戌亥，知胃衰肝横。

煎方　生龙骨、生牡蛎各三钱、桂枝五分、淮小麦百粒、炙甘草三分、南枣二钱

阴阳不相交合欲脱，神迷呓语。

辨诸：脉大不敛。

煎方　人参、茯神、阿胶、淮小麦、龙骨、牡蛎。（此镇固阴阳法。）

五液枯寂，阴阳不肯交合，欲作脱象，昏躁、妄言。

三才汤　加磁石、朱砂、金箔　天冬、地黄、人参。（三才以滋水源，磁、朱以宁神志。）

有形精血，无形神气，交伤，独处呓语。

辨诸：先患失血，复遭惊骇，凤有遗泄。

煎方　人参、当归各钱半、茯神、枣仁各三钱、桂圆、龙齿各二钱、远志七分、炙甘草三分、金器一件。

湿邪内伏，脾气不运，语言欲蹇。

脾窍在舌，邪滞窍室也。辨诸：目黄、神倦、四肢乍冷、自利未已，知为湿。

煎方　生于术、茯苓各三钱、草果仁七分、厚朴、

木瓜、泽泻各五分。（此辛香运动，坤阳佐以分利法。）

惊恐伤神不语。

　　隔汤炖服方　建兰根汁、姜汁、金汁共和一处，徐徐咽。

暑热内闭，神呆不语。

　　证兼牙关不开，及少腹冲气，小溲不利，知三焦交阻矣。又便通未久，知非垢滞。

　　紫雪丹　黄金、寒水石、石膏、滑石、磁石、升麻、元参、甘草、犀角、羚角、沉香、木香、丁香、朴硝、硝石、辰砂、麝香。开水化服五分，服三次。

肺热气窒失音。

　　辨诸：酒热薰蒸，知肺热。经营着急，知肺郁。

　　煎方　枇杷叶、薄荷叶、桑叶、杏仁、牛蒡子、甘草。午前服，又每晨吃淡豆腐花一杯。

客邪迫肺，外包寒，内蕴热，失音。

　　麻杏石甘汤　麻黄、杏仁、石膏、甘草。

气分燥，津液不上供，肺失清肃，失音。

　　辨诸：喉干、右寸脉浮大。

煎方　麦冬、地骨皮各一钱、马兜铃、桑叶各八分、桔梗六分、枇杷叶钱半、生甘草三分、白粳米二钱。

下元无力，真气不得上注，失音。

辨诸：与喘同见。清热治肺，致食减、便溏。改投热药，又刦液，喉痛。

煎方　熟地、五味子、炒山药、茯苓、芡实、建莲肉。

元海摄纳无力，失音。

辨诸：病发于冬，知阳不潜伏；行走喘急，知下焦先损。虽证见：久嗽、形寒，不宜清肺散邪。

煎方　炒熟地、云茯苓、胡桃肉、牛膝、鹿鞭、淡苁蓉、炒黄枸杞。

肺痿失音。

证见：形枯气损。

煎方　黄芪、白芨、米仁、茯苓。（另一案，以胃减食入，不适用参、术、茯、草、陈皮、白芍。亦名戊己汤。）

气逆失音。

辨诸：与人詈骂，用力大声得病。

　　煎方　大北沙参、桑叶、枇杷叶、象贝、米仁、生甘草。(此轻扬肃上法。)

肺虚气馁，并有饮邪，失音。

　　辨诸：久嗽后，脉小，痰冷，又冲气。入暮为重，知母、子同病矣。

　　桂苓甘味汤　桂枝、茯苓、炙甘草、五味子。

胆火上越，失音。

　　辨诸：与咽喉燥痹同见。

　　煎方　麦冬、冬桑叶、丹皮、生白扁豆衣。煎好候温，搅入生鸡子白。

感冒燥气，久失音。

　　辨诸：初病感秋凉，皮毛凛凛咳嗽，冬月失音，至夏未愈。经大寒，暑眠，食如常，知非二气之馁。

　　麻杏石甘汤加味　见本类，加射干、苡仁，此仿金实无声治，接用芦根汁、杏仁汁、莱菔汁、鲜竹沥，熬膏。

伤中音哑。

　　辨诸：在失血后，证与便溏同见。

煎方　生扁豆、炒白芍、川斛、山药、炙甘草、冰糖、大枣。

湿郁生热，薰蒸于肺，音渐哑。

辨诸：素嗜酒又面肿、气喘、呛不止，知肺失肃降，反而上逆。

煎方　杏仁、活水芦根、米仁、厚朴、浙茯苓、滑石块。（此降下渗湿法。）

阳邪搏于三阴，音哑。

少阴之脉，循喉咙。太阴之脉，连舌本。厥阴之脉，出咽喉。

煎方　甘草、桔梗、栝蒌皮、麦冬、川连、杏仁、丹皮、生地、生蒲黄。

风湿伤肺，肺受热灼，声出不扬。

辨诸：寸口脉独大。

煎方　牛蒡子、薄荷、象贝母、杏仁、冬桑叶、大沙参、南花粉、黑山栀皮。（此辛凉清上法。）

咳嗽过用苦辛，正气散失，肺痿音不能扬。

辨诸：色消、涎多。

煎方　此沙参、炒麦冬、饴糖、南枣。（此气味过辛，主以甘缓法。）

土不生金，音低。

辨诸：与气馁同见。知肺弱，更辨诸：与纳少，同见。知肺弱由于胃虚，母不能荫其子也。

煎方　麦冬、生扁豆、玉竹、生甘草、桑叶、大沙参。

痰饮留伏于肺，音不出。

证见：喘急。忌用苦寒沉降。

三拗汤　麻黄、杏仁、甘草。（音出喘缓，用桂枝、白芍、生姜、大枣、杏仁、苡仁、茯苓、糖炒石膏。）

阴风湿痰，中于脾络，声音不出。

辨诸：与口歪、舌歪、右肢偏痿证同见。

煎方　人参、茯苓、新会皮、姜汁、炒南星、姜汁炒竹节、白附子。冲香附汁。（此用星附六君汤加减以益气祛风逐痰。）

风湿不解，邪结在肺，声音不出。

辨诸：与鼻窍干焦、喘急，腹满同见。（此属上痹肺闭之急症。）

葶苈大枣泻肺汤合苇茎汤　上方葶苈、大枣。下方苇、茎、生、苡仁、桃仁、瓜子仁。

肾脉不上荣，肝风掀旋，阴阳不续，齁声。

辨诸：与呵欠、口噤、汗出同见。难挽之证。

煎方　熟地炭、萸肉炭、川斛、天冬、淡苁蓉、牛膝炭、五味子、远志、茯神，饮子煎法。

寒热疟疾类　发热　恶寒　寒热　疟　疟转痢

暑轻未发，秋凉外束，里热欲出发热。

证见：临解微汗不恶寒，骨节烦、疹、微呕而渴、脉如平人。

桂枝白虎汤　桂枝、石膏、知母、粳米、甘草。

肝肾至阴，损伤发热。

辨请无汗，古所谓阴病不得有汗也。又入暮病剧，天晓安然，病在至阴也。

煎方　炙甘草、阿胶、细生地、生白芍、麦冬、牡蛎。（另一案，夜热不止，舌绛而干，用三才加丹皮、骨皮。）

秽湿内著，气机不宣，酿蒸化热，身热。

辨诸：舌黄、脘闷。

煎方　杏仁、藿香、茯苓皮、滑石、厚朴、广皮白。

阴气不主内守，孤阳失偶而泛越，身热。

　　证与头痛同见。辨诸：在崩漏血大去后。

　　煎方　人参、熟地、茯神、龟板、当归、桑螵蛸、紫石英。

阴液大耗，阴分燔灼，身体热蒸。

　　证见：多呛火升，此阴虚延劳之微。

　　糯稻根须汤　即此一味用两许，洗净阴干，煎，常服。（此物种植以来不见天日，得水土之养，清而不尅，善退阴分之热。）

脾肾液枯络空，火风震动，陡然热蒸。

　　辨诸：夙患遗精，近交霜降，与肢节皆麻证同见。

　　斑龙二至百补丸加味　鹿角、黄精、枸杞子、熟地、菟丝子、金樱子、天冬、麦冬、牛膝、楮实、桂圆。熬膏入炼蜜。加鹿角霜、人参、黄芪、芡实、茯苓、山药、知母、熟地、山萸肉、五味子。各末，合杵为丸叶，再加黄柏末。

痧后，阴阳热不止。

　　煎方　生白芍、炙甘草、生扁豆、炒麦冬、川斛、谷芽。

湿甚生热，汗出热缓，少间再热。

辨诸：雨湿地蒸潮秽经旬，又头胀、胸闷、肉刺、骨痛，知邪自上受。

地浆煎方　掘地深三、五尺以上，入井水，淘数百下，取混浆澄清煎绿豆皮、野赤豆皮、马料豆皮、调入生珍珠粉、冰片少许。

风湿郁表，身热不止，汗出不为汗衰。

麻黄连翘赤小豆　麻黄、杏仁、生梓白皮、生姜、连翘、细赤豆、甘草、大枣。天雨水煎。

湿郁阻气，热自湿蒸，汗出热解，继而复热。

辨诸：身痛、脉缓。

煎方　黄芩、滑石、茯苓皮、大腹皮、白蔻仁、通草、猪苓。（此宣通气分法，以徒进清热无效也。）

阴虚卫阳亦伤，元无所归，暮夜热炽。

辨诸：夜热属阴虚，而曾误用表散疏泄及穿山甲窜络。

丸方　河车煎胶，入人参、熟地、五味子、莲肉、山药、茯苓末，为丸，食后逾时，服六神汤。其药为参、术、苓、草、山药、扁豆。

热陷血分，夜热两月不解。

辨诸：早凉热退、无汗、脉数左盛，知热从阴而来；能食，知病不涉胃。

煎方　生鳖甲、青蒿、细生地、知母、丹皮、淡竹叶。

内损劳怯，既暮身热汗出早凉。

辨诸：任劳办事，已色脉形肉不足，食减。

人参小建中汤　人参、白芍、桂枝、炙甘草、生姜、大枣、饴糖。

先天禀薄，阴虚，暮夜内外皆热，天明微汗热灭。

辨诸：年十六，经末至，形瘦、咳呛、哽咽。

复派汤去麻仁　炙甘草、人参、生地、麦冬、桂枝、阿胶、生姜、大枣。

肝虚内热。

丸方　制首乌、归身、酒炒白芍、女贞子、茯苓、酒炙鳖甲、酒炒香附。以青蒿子熬膏，略加蜜捣丸。

阴虚，骨蒸潮热。

辨诸：与口渴、肌肤甲错证同见。

煎方　生鳖甲、银柴胡、青蒿、黄芩、知母、丹皮。

血去阴伤，由肝肾延及奇脉，自觉骨中热蒸。

辨诸病起产后

煎方　人参、鲜河车、归身、枸杞、淡苁蓉、茯神、紫石英、紫衣胡桃肉。

任脉阴海液少，督脉阳海气升，骨热，天明微汗，热缓。

辨诸：经漏不止、后脊椎热。

煎方　人参、茯神、芡肉、白芍、女贞子、建莲、阿胶、炙甘草、糯稻根。

疟后脾肾阳虚，畏寒。

辨诸：与肢体疲倦、便溏同见。

煎方　附子、白术、茯苓、泽泻、杏仁、生姜、大枣。

温邪犯肺，热从内郁，气窒不化，反外寒战栗。

证见：气短胸满。

煎方　杏仁、桔梗、香豉、橘红、枳壳、薄荷、连翘、茯苓。（此辛凉轻泄法。）

胃阳式微，气机运迟，形寒怯冷。

辨诸：脘痹不饥、舌灰黑。

煎方　半夏、茯苓、广皮、干姜、厚朴、荜拨。

营卫失司，畏寒怯冷。

辨诸：胸痹，服栀豉得舒，腰腹尚如束，知气隧稍通血络尚锢，营卫因而失司，并非阳微。

煎方　归须、降香、青葱管、郁金、新绛、柏子仁。（此宣络法。）

阳气外泄，畏风怯冷。

证见：痰饮多，知脾阳消乏不司健运，形体似乎壮实，实由痰壅隧道。

丸方　人参、淡附子、生于术、茯苓、枳实、泽泻。以荆沥、姜汁法丸。（因用苓桂术甘汤得效，故仍从外饮立方。）

卫阳式微，下体怯冷。

辨诸：与自汗、脉细证同见。

煎方　黄芪、南枣各三钱、熟于术、煨姜各一钱、熟附子七分、炙甘草五分。

风伤卫，寒热。

证见：头痛、脘闷。

煎方　苏梗、桔梗、淡豆豉、通草各一钱、连翘、厚朴各钱半、杏仁、滑石各三钱。

营卫二气，昼夜循行失常，寒热。

辨诸：积劳伤中，知胃伤，则卫虚恶寒；脾伤，则营虚发热。不关外感。

煎方　人参、茯苓、煨姜、南枣、厚朴、杏仁。参、苓通补阳明，姜、枣两和营卫，以兼证冲气上逆、咳频，佐朴、杏以降气。

气血郁痹，营卫流行多阻，寒热。

证见：无汗。辨诸：偶触劳忿即病，又前因嗔怒，心胸痞胀、左胁下结癖。

煎方　炒柴胡、生香附、半夏曲、丹皮、桃仁、青皮、姜汁炒栀仁、生牡蛎。临服，入鳖血五匙。

脾胃受伤，营卫周行参差，寒热。

辨诸：在大吐，伤中后，脾主营气行脉中，胃主卫气行脉外，伤则寒热。

煎方　人参、茯苓、熟半夏、生淡干姜、白粳米。

劳症损及脾胃，寒热。

脾为营之本，营虚则发热；胃为卫之原，卫虚则恶寒。又辨诸：与食减、便溏同见。

异功散加味　参、术、苓、草、陈皮加五味子。（此从中治法。）

阳维络空，寒热。

辨诸：戌时起背寒、鼓栗，旋发热，至丑时无汗而解，与外邪必汗解异，及入暮，倚枕气自下冲呛不已。

煎方　鹿角霜、当归、生桂枝、炙甘草、生姜、南枣。

先天不足，精血未充筋骨，阳维衰，寒热。

辨诸：遇劳而发，形神怯弱，父母皆以损症早丧。

丸方　鹿茸、杞子、归身、巴戟天、沙苑、茯苓、舶茴香。羊肉胶丸。

奇经空乏，阳维为病，苦寒热。

辨诸：三、五日休息而至，知非疟，及产后精采未复，少腹酸郁，知下虚。

煎方　鹿角霜、归身、人参、杞子、茯苓、紫石英。

接服斑龙丸加参丸　为鹿角胶、鹿角霜、柏子仁、菟丝子、熟地、茯苓、补骨脂、人参。

先天真阴不足，入暮寒热。

辨诸：年逾二七，天癸未至，月事未下，证见：腹胀、食减，此为损怯延挨之病。

煎方　炒术、当归各二钱、丹皮钱半、生朴、淡芩各一钱、生鳖甲五钱。（此一通一补法，术补脾，朴通胃，归补肝，丹泄胆，芩清气，鳖清血。）

湿聚热蒸，蕴于经络，寒战热炽。

辨诸：舌起灰滞、面目痿黄、骨骱烦疼，由温疟初愈，食物浊腻所致。

煎方　防己、杏仁、滑石、半夏、连翘、山栀、苡仁、野赤豆皮。

劳倦损中寒热，汗出自解。

证见：身热。辨诸：由劳役、饥饱、嗔怒得病，脉右大左小，盖脾为营本，胃为卫源也。

小建中汤　白芍、桂枝、生姜、大枣、炙甘草、饴糖。

阴虚体质，感受温邪，寒热不止。

此病不宜发散、消导，亦不可徒补。

煎方　炙甘草、阿胶、生白芍、麦冬、炒生地、炒丹皮、青甘蔗汁煎。(此复脉法。)

阳维病，寒热时作，经岁不痊。

辨诸：病起于产后，且经久不愈，可知决非客邪。

当归桂枝汤　当归、桂枝、白芍、炙甘草、煨姜、大枣。

热邪深入厥阴，先寒战，后发热。

辨诸：未病先有惊恐、心中热、干呕、烦躁、渴饮冷仍不解渴、曾肢冷。

紫雪丹　犀角、羚角、寒水石、石膏、滑石、磁石、硝石、朴硝、辰砂、沉香、木香、丁香、麝香、升麻、元参、炙甘草。

败血流入经络，先寒战后发热。

辨诸：产后十二朝，少腹疠痛、腹膨、腰肢不能转侧、伸缩、溲涩少而痛。

煎方　小生地、生姜、车前子、牛膝、五灵脂、炒楂肉。调入琥珀末一钱。

下损，八脉失护，畏寒凛凛，忽然轰热。

辨诸：病在半产后，带下、汗出、少腹不和。

煎方　鹿角霜、炒归身、桂枝、杜仲、菟丝子、小茴香。

无根之阳上冒，汗出畏冷，少焉热躁。

此吐血如涌症，血凝成块，脉动极无序，知非凉血可止。

煎方　熟地炭、生龙骨、茯神、盐水炒牛膝、五味子、浔桂、白芍。

转方去桂、芍加人参、炒杞子。（徐灵胎谓：用炮姜为正治。）

木郁土位，营卫流行不调，常畏寒、鼓栗，俄发热而解。

此肝病先厥后热也。

丸方　人参、茯苓、广皮、炙甘草、当归、白芍、丹皮、桑叶。研末，姜枣汤丸。

间进煎剂　人参、广皮、谷芽、炙甘草、白芍、黄芩、丹皮、柴胡。

手厥阴疟。

此名牡疟，由心阳本虚，热收于里。辨诸：疟来心神迷惑。

散方　云母石、蜀漆、生龙骨。为末。开水调服二钱。（此仿仲圣蜀漆散法。）

阴阳跷维虚，寒从背起，热从胸起。

　　辨诸：小产后，经后期不爽、带不断、腰脊酸坠、胫膝易冷、无力。

　　煎方　鹿角霜、炒枸杞、炒沙苑、当归、桂枝、小茴香。

阴损及阳，背寒心热。

　　证见：天明汗出乃凉，产后已两、三月若此，知二气交乘；又头晕、耳鸣、心悸，知内风震动。

　　煎方　人参、生地、麦冬、炙甘草、白芍、乌梅。（此酸甘益阴和汤法。）

　　转方　去芍、梅加阿胶、桂枝、茯苓、南枣。（以谷减，难加沉腻以妨胃口。）

　　丸方　水制熟地、人参、阿胶、萸肉、远志炭、山药、茯神、建莲、乌骨鸡膏丸。（诸症向愈，食已加餐，惟经水未转，用此丸以旺脏阴。）

阴阳两虚，寒在四肢、背部，热在心前、腹中。

　　辨诸：病在产后，以气因精而虚者，仍宜补精。

　　煎方　熟地炭、龙骨、湘莲、紫石英、五味子、人参、芡实、茯神。

接服丸　砂仁、炒熟地、芡实、桑螵蛸、五味子、河车、茯苓、人参、沙苑、山药。浆丸。

阳虚外寒，阴虚内热，肢寒背冷，入暮心腹热灼。

系吐血、遗精后，交节又吐。

养营汤减味　人参、黄芪、茯苓、白术、当归、白芍、熟地、甘草、肉桂、陈皮、远志、五味子、姜、枣。内去黄芪、远志。

阴分虚热入营，中寒热如疟。

辨诸：产后十三朝，舌黄、边赤、口渴。证见：脘中紧闭、不食、不饥、不大便。

煎方　细生地、天冬、茯神、丹皮、丹参、生鳖甲。

暑秽过募原为疟，冷微热多。

辨诸：与舌白、脘闷、呕恶证同见。

煎方　苦杏仁、郁金、滑石、厚朴、黄芩、炒半夏、白蔻仁、橘红。

阳虚痰饮阻塞，邪窒不能宣越，疟发三次即止。

证见：舌白、呃忒、时躁，知非邪去病解。

煎方　生白芍、茯苓各三钱、淡附子、生草果仁各钱半、生厚朴一钱、姜汁五分。（此通阳法，乃冷香、真武合剂，冀中阳流运，疟疾复作。）

脾胃阳虚，邪难解散，疟久不已。

辨诸：形脉俱衰，知阳虚。证见：腹胀，知虚在脾胃。

煎方　人参、淡姜渣各一钱、生于术、生草果仁、半夏、茯苓各二钱。

湿痰阻隧，疟成休息。

证见：未能日有寒热，知邪伏深久；汗出不解，知攻表无谓。辨诸：舌白、不喜饮及肛垂、䏌痛。

煎方　炒半夏、厚朴、草果、知母、杏仁、姜汁。

太阴疟。

辨诸：病来由四末扰中，又痞胀不饥、嗳气知脾阳伤，运动无权，滞浊弥漫矣，虽痞闷忌开泄，虽便窒忌攻下。

煎方　炒半夏、茯苓、淡吴萸、干姜、荜拨、生益智仁。

少阴疟。

病由下焦精亏，邪乘虚袭。辨诸：发从背起，膀胱与肾相表里也。又阴邪得汗不解，虽宜温托，姜、附纯刚，又恐劫阴。

煎方　人参、鹿茸、杞子炭、归身炭、桂枝、细辛、生姜。

厥阴疟。

辨诸：先厥而后疟发，又与蛔虫下出，呕逆、腹鸣、脘痞等证同见。与脾胃疟，肢先冷；肺疟、膀胱经疟，背先寒者异。

煎方　川连、淡干姜、川桂枝、生白芍、乌梅肉、黄芩。秋露水煎。生姜汁冲。

邪留肝肾之阴，三日疟。

证见：热解无汗，三月不止，气冲、胸闷、痰多。辨诸：寒起腰髀及背部，属肝肾部位。

煎方　人参、鹿茸、茯苓、炒当归、炒黑小茴香、炒黑川椒。（此督脉升阳法。）

伏邪留于肝肾，三日疟。

证见：百日不愈，梦遗、盗汗、便艰，知邪伤真阴；津液日枯。

煎方　鹿角霜、生地、麦冬、阿胶、炙甘草、生牡蛎、酸枣仁、桂枝、大枣。午后服。（此养阴通阳法。

早服鳖甲煎丸，以追拔深沉之邪。）

邪伏肝络，发则犯胃，三日疟。

辨诸：至必腰、腹中痛，气升即呕逆、烦渴。

煎方　生鳖甲、生桃仁、知母、滑石、醋炒半夏、草果仁。

邪踞少阳，气血凝阻，结成疟母。

丸方　归身、金铃子、元胡索、三棱、蓬术、蜣螂、䗪虫、桃仁。以韭汁和丸

疟未止，经邪入腑，热陷下痢。

证见：脘中痞闷、不欲纳食。

煎方　人参、川连、黄芩、生白芍、广皮、炒当归、炒山楂、干姜、枳实、银花。（另一案无归、楂、广皮、银花。）

虚体，疟邪乘虚，内陷下痢。

辨诸：神气索然，腹中动气，属虚。寒热日迟，胸痞，知阳结于上，下痢知阴走于下。

煎方　人参、熟附子、淡干姜、川连、黄芩、枳实。（此泻心法。）

头面部诸处同病类　眩晕入此类。

志火内燃，阴不足以恋阳，阳气升腾，上窍烦热，头微痛。

　　辨诸：操心过度，失血。

　　煎方　生地、生白芍、阿胶、茯神、牛膝、青铅。（此和阳镇逆法。）

志火内风，上扰清空，头眩、耳鸣、目珠痛。

　　此症非发散可解，非沉阴可清。

　　煎方　归身、枸杞子、桂圆肉、炙甘草、甘菊炭、女贞子。（此辛甘化风法。）

五志煎厥，风阳上逆，头面肌浮、舌强、唇肿。

　　辨诸：证兼时惊恐、不寐、入夜妄言、经少、色紫黑。

　　当归龙荟丸　当归、龙胆草、芦荟、山栀、青黛、黄芩、黄连、黄柏、大黄、木香、麝香。蜜丸。姜汤下。

热伤津液，浮阳动搏，颠胀、面浮、言多。即齿戛寒噤。

　　辨诸：夏热气泄、质瘦、口渴。

　　丸方　北沙参、天冬、麦冬、麻仁、杏仁、桑叶、蜜水炒橘红。以川石斛煮汁，泛丸。

阴损及阳，肝风犯胃而上，头痛、面浮。

辨诸：产后起病，知阴损久延。不饥、不食、肢冷、指麻，知胃病。

煎方　人参、归身、巴戟天、盐水炒焦牛膝各一钱、炒焦杞子三钱、白茯苓钱半、浙江黄甘菊炭五分。

丸方　人参另研、蒸茯苓、炒焦萸肉、炒杞子各二两、五味子两半、盐水煮烘桑螵蛸壳、生白龙骨、浙江黄菊炭各一两。蜜丸。早服四钱。

温邪上受，阳气独行，头痛、面赤。

证见：渴饮不饥，知肺胃津液日耗；发寒热，知气机逆，营卫失其常度。

煎方　嫩竹叶、桑叶、杏仁、麦冬、冰糖、炒石膏、生甘草。冲蔗浆。

温袭上焦，头、面、颐、颌肿浮。

宜辛凉解表法。若膏、连、芩、栀之属，药性直降肠胃，与上焦无形质之热邪不涉。

紫雪丹　方载舌类。以已有昏昧、痰潮、舌刺、卷缩、小溲点滴浑浊。见证，知已热壅内闭，故用芳香凉开。

痰火上逆蒙窍，头晕、耳鸣。

二陈加天麻、钩藤、羚羊、甘菊、菱皮　陈皮、半夏、茯苓、甘草、生姜。

营血内亏，厥阳由是鼓动，头胀、耳鸣。

辨诸：在小产后，恶露淋漓、心中洞然，知病在下焦。

煎方　枸杞子、穞豆皮、茯神各三钱、全当归、白芍各钱半、柏子仁一钱。

下虚不摄肝阳，化风火以上冒，颠胀、耳鸣。

证兼眩晕、肢麻，辨诸：操劳、动怒则发。

煎方　熟地、龟板、灵磁石、五味子、山萸肉、炒杞子、天冬、牛膝、青盐。

下虚，肝阳虚风上颠头，目不清。

辨诸：与腰、膝酸软同见。

煎方　熟首乌。炒菊花、枸杞子、炭牛膝、炭茯神、黑穞豆。

血虚风动，头痛、连目昏赤。

辨诸：系数年宿恙，遇风冷为甚，知卫阳清气久损；非比火风上郁，可以清散。

煎方 归身、杞子、炒白芍、沙苑、菊花、钩藤。（此从治风先治血法。）

肝风动逆，头、目晕。

煎方 经霜桑叶、黄甘菊炭各一钱、生左牡蛎、黑稽豆皮各三钱。冲入青果汁一匙。

肝风内沸，劫烁津液，头、目晕。

辨诸：喉、舌干涸。

煎方 大生地、天冬、麦冬、生白芍、萸肉、阿胶。

水亏不能涵木，风动阳升，晕厥。

辨诸烦劳即发。

膏方 熟地四两、龟板、牡蛎各三两、萸肉、茯神各二两、天冬、牛膝各两半、五味子、灵磁石各一两、远志七钱。

痰多眩晕。

辨诸：头额闷胀。

外台茯苓饮加味 茯苓、人参、白术、枳实、橘皮、生姜。加羚羊角、桂枝、竹沥、姜汁。法丸。

内风挟痰，眩晕。

　　辨诸：口吐清水。

　　煎方　半夏、茯苓、广皮、天麻、钩藤、菊花。

烦劳动阳，变化内风，直冒清空，眩晕。

　　辨诸：能食、肤充，知病不在中上。

　　煎方　淡菜胶、龟板胶、阿胶、熟地、萸肉、茯苓、川斛、建莲、山药。（此酸咸入下介类潜阳法。）

少阳阳明合病，气火上炎，右偏头痛，起自牙龈。

　　煎方　炒生地三钱、炒杞子二钱、川斛、茯苓各钱半、黄甘菊、冬桑叶、炒蔓荆子、炒丹皮各一钱。

湿热变痰，面亮、目黄。

　　辨诸：处水咸、土潮之地。

　　煎方　杏仁、米仁、赤茯苓、厚朴、块滑石、绵茵陈。

土虚湿郁，木亢风生，互滞经络，面目悉黄，微见黑滞。

　　辨诸：腹满、左脉弦数

　　煎方　人参、白术、归身、白芍、柴胡、山栀、丹皮、秦艽、茵陈、黄连、半夏曲、甘草。

阴虚风阳浮越，面肿、耳聋。

　　辨诸：脘痞、不饥，知阳明津枯；鼻煤、喉燥、舌干、便窒，知液不供肺，亦不滋肠。

　　煎方　人参、炒麦冬、枣仁、乌梅肉、蜜炒知母。

少阳络热，郁勃上升，耳目昏蒙。

　　辨诸：甚于午前，知阳气用事之时；同气相求也。忌用滋腻。

　　煎方　桑叶、丹皮、黑栀、连翘、菊叶、栝篓皮、川贝、橘红。（此开泄少阳郁热法。）

浮阳化风上扰，耳、鼻诸窍皆痒。

　　证见：热灼。辨诸：汗多、不渴饮，知非气分实火。

　　三才散合参麦散　上方天冬、地黄、人参。下方人参、麦冬、五味子。

阴分下虚，温邪上受，耳失聪、鼻多塞。

　　证兼咽燥、痰稠，知上焦清窍不清；小产未复，知邪乘虚袭。

　　煎方　羚角、黑栀皮、苦丁茶各一钱、连翘心钱半、元参心二钱、青菊叶三钱。食后用此清窍。

　　磁石六味加龟胶、北味　灵磁石、熟地、山药、萸肉、茯苓、丹皮、泽泻、龟胶、北味。早上用此镇纳。

阴血下注，风阳沸起，鼻孔、耳窍皆痒。

　　证见：肌肤亦痒。辨诸：经后腹堕、腰酸、左脉小数坚疾。

　　煎方　天冬、生地、人参、阿胶、生白芍、女贞子、旱莲草、地榆。早上服。

阳明气虚，虚风内动，口眼歪斜。

　　辨诸：右半肢体麻木、软弱。

　　煎方　人参、黄芪、白术、炙甘草、广皮、归身、天麻、煨姜、南枣。（案：橘、归同用，疏气和血；姜、枣同用，调营和卫。）

水亏风动，类中。忽然口歪、颊斜、耳窍无闻。

　　辨诸：年已望六，节交夏至。

　　煎方　熟地、磁石、龟板、丹皮、五味子、天冬、枸杞、苁蓉、川斛、菊花炭。（此温肾凉肝法。）

龙相不宁，阴不上承，风阳上侮，耳聋、微呛、喉中不甚清爽。

　　煎方　秋石一分化水拌烘人参一钱、鲜生地、淡菜各三钱、茯神钱半、白芍、阿胶各一钱。（此甘咸凉润以生水法。）

头面类 头　面

忧郁不解，火炎髓凝，头顶结核。

　　证见：暮夜寒热、盗汗，知已转虚；如再经阻，便
　难调治。

　　煎方　炒当归、炒白芍、炙甘草、广皮、茯神、钩
　藤、南枣。

心阳亢，头上汗泄。

　　辨诸：心中烦热易馈，汗止自安。

　　煎方　淮小麦、柏子仁、茯神、炙甘草、辰砂、
　南枣。

阴虚阳升头颠胀大。

　　辨诸：虐热伤阴以致肌消食减。

　　煎方　鳖甲、生首乌、生白芍、天冬、茯神、炙甘
　草。（此养阴和阳法，与苦寒沉阴降火有别。）

暑热郁遏，头胀。

　　辨诸：与脘痛、口渴、溺短同见。

　　煎方　丝瓜叶、飞滑石、淡竹叶、茯苓皮、厚朴、
　藿香、广皮、通草。

暑风外袭，肺卫气阻，头胀。

辨诸：与咳呛、畏风、微热同见。

煎方　大杏仁、香薷、桔梗、连翘、丝瓜叶、六一散。

冲气颠胀厥。

龙荟丸　当归、龙胆草、芦荟、山栀、黄连、黄柏、黄芩、青黛、大黄、木香、麝香。蜜丸。每服一钱二分，姜汤下。

肾厥，气逆至头。

玉贞丸　硫黄、硝石、石膏、半夏。姜汁糊丸。服二十粒。

厥阴头痛

辨诸：与舌干、消渴、心下烦疼、无寐、多躁、少腹胀满、小溲沥滴、时时痉搐等证同见。（此症虑上厥下竭。）

煎方　阿胶、鲜生地、鸡子黄、小黑穭豆皮。煎半盏，送滋肾丸二钱。丸为黄柏、知母各八分、肉桂四分。研末饭丸。

阴火上炎头痛。

证见：来去无定期，又心悸、二便不爽、带下不已，服养肝息风、通补阳明、固摄奇经，均无效。

滋肾丸　黄柏、知母、肉桂。早上淡盐汤三钱，服四天，再察动静。

阴伤阳气，浮越头痛。

辨诸：身弱、自乳，乳汁即血所化，与去血过多同例。又日晡微热、无汗，如饥劳将延劳。

煎方　生地三钱、阿胶、麦冬各钱半、生白芍、火麻仁各一钱、炙黑甘草四分、粗桂枝木三分。（此症急需断乳，否则血干经不至矣。）

肝肠，乘胃气虚馁上逆头痛。

辨诸：就凉即安，遇暖则痛，筋掣外，以摩捣可缓，又进食不甘。

固本膏　天冬、麦冬、生地、熟地、人参。（此症用咸润介属潜阳法已效，复发以食不香美，知胃已馁，故必用参于养阴方中。）

肝气上犯，阳升至颠，头痛。

辨诸：因惊得病，气冲、呕涎、脉右弱左弦，当从厥阴阳明治。

煎方　人参、茯苓、生白芍、川连、川楝、乌梅、干姜、川椒。

感受寒邪，头痛。

辨诸：与鼻塞、背寒同见。

桂枝汤加杏仁　桂枝、白芍、炙甘草、生姜、大枣、杏仁。

阴亏火旺，厥阴头痛。

辨诸：与舌干、消渴、心烦疼、无寝、多躁、小腹胀满、小便滴沥、时时痉搐诸证同见。

煎方　鲜生地、小黑豆皮、阿胶、鸡子黄。煎一盏送滋肾丸。（案：汤补阴亏，丸降火旺。）

阴衰于下，阳亢于上，上盛下虚，头痛累月。

六味地黄汤加青铅　地黄、萸肉、山药、茯苓、丹皮、泽泻、青铅。

太阴阳明痰厥，头痛经年。

辨诸：两脉俱沉滑，以风火治无效，证见：早则人事明了，自午至亥，昏愦不宁。

礞石滚痰丸导痰汤　上方：青礞石、黄芩、沉香、焰硝、大黄。下方：陈皮、半夏、茯苓、甘草、胆星、枳实、生姜。察证轮进。

六君子汤稍加秦艽全蝎　人参、白术、茯苓、甘草、陈皮、半夏、秦艽、全蝎。（痛止以此方调理。）

液虚，肝风化火，上聚头中，岑岑震痛。

　　煎方　北沙参、麦冬、小麦、生白芍、阿胶、南枣。

血虚，阳气浮越，头痛筋惕。

　　辨诸：在去血过多后，知阴虚阳实；不宜发散，又脉数，虚而动，知阴气大伤。

　　复脉汤加减　炙甘草、人参、生地、阿胶、麦冬、桂枝、麻仁、生姜、大枣。去参、姜、桂加牡蛎。

　　接服加天冬仍用参。（此镇摄法。）

肝风盘旋，头痛动摇。

　　辨诸：病因惊吓、恼怒、面青、手足搐搦、牵掣如饥求食、昼夜无寐。

　　煎方　生地、生白芍、天冬、小麦、牡蛎、阿胶。

脑髓不满，颠顶近脑痛骨陷。

　　病由少年时纵欲，真精走泄太过之故。

　　丸方　龟腹甲心、虎胫骨、熟地、琐阳、黄柏、盐水炒牛膝。蜜丸。

肝阳化风直上，头痛遶及脑后。

　　病由怫郁，证见：面赤、汗淋，知为阳越；呕逆，知已戕胃。

　　复脉汤加减　炙甘草、人参、桂枝、生地、麦冬、阿胶、麻仁、生姜、大枣。去参、桂、姜。加白芍、鸡子黄。（肝为刚脏，胃属阳土，故用柔缓法。）

肝邪上犯，血冲脑瘀痹，清空脑后痛。

　　其痛流连不息，甚则高突有形。

　　煎方　川芎、当归、半夏、炙全蝎、露蜂房。冲生姜汁。

肝风上引，脑后痛。

　　辨诸：情怀郁勃，初起左边麻木、舌强、筋吊、痰阻咽喉。盖左属肝，麻为风，肝主筋，风升则痰涌。

　　煎方　羚羊角、鲜生地、连翘心、元参、石菖蒲、郁金汁。

新风上受，经络不和脑后筋掣牵痛。

　　煎方　新荷叶、青菊叶、连翘壳、蒿本、苦丁茶。

阴未充足，阳易升腾，颠痛。

　　辨诸：稚年纯阳，及熟寐痛止，知阳潜入阴；过动烦怒则发，知阴不足以摄阳。

　　六味丸加味　地黄、萸肉、山药、茯苓、丹皮、泽泻。加龟甲、知母、咸秋石。（此滋阴和阳法。）

督损头垂。

证见：身动喘甚、卧则咳不得息，知肾不纳气；痰饮泛溢，脘闷，知肺蓄饮邪。是肾不主纳，肺不主出，均失司矣。

肾气丸　附子、肉桂、熟地、山萸肉、山药、茯苓、丹皮、泽泻。每早进三钱，以纳少阴。

小青龙汤加减　麻黄、桂枝、白芍、干姜、细辛、甘草、半夏、五味子。去麻、辛、甘、芍。加茯苓、杏仁、大枣。晚进此方以涤饮。

精亏，阴火浮越，面色油亮。

辨诸：每交午后入暮，足心灼热，又自觉热自左升，则耳前后胀。

丸方　熟地、龟板、萸肉、五味子、茯苓、磁石、黄柏、知母。猪脊髓丸。

暑湿伏邪内发，面垢油亮。

证见：目眦黄、头胀如束，胸脘闷。辨诸：脉形濡、涩，知非暴受风寒；取汗徒伤阳气。

煎方　杏仁、蔻仁、黄芩、厚朴、竹叶、滑石、醋炒半夏。

下虚少纳，浮阳上越，面亮油光。

辨诸：与心悸、咽干、咳嗽同见。知阳浮上亢；失血，知阴亏阳动。

都气丸加味 熟地、萸肉、山药、茯苓、丹皮、泽泻、北五味。加龟板、人乳粉蜜丸。

饮邪面色明亮。

辨诸：嗜酒、湿多证，兼胁痛绕胸腹背、素多郁怒，知为郁气；饮邪入络之症。

煎方 粗桂枝木、天南星、生左牡蛎、真橘核、川楝子肉、李根东行皮。

饮邪面色鲜明。

证见：咳嗽数月呕涎沫，服建中不应，又饮食仍进，知非营卫损伤。

小半夏汤加桂枝、杏仁、姜汁 半夏、生姜、桂枝、杏仁。

中焦热，痰郁蒸面色鲜明。

辨诸：脘中漾漾欲呕。

煎方 杏仁、橘红、栝蒌皮、黑栀皮、桔梗、半夏曲、枳实汁。

痰饮上泛，面色红亮。

辨诸：眩晕、恶心、胸脘不爽、脉右弦左弱。

煎方　炒半夏、制蒺藜、橘红、煨天麻、石菖蒲、茯苓、姜汁。

温邪内伏，面色光亮而赤。

辨诸：与舌苔灰黄、肌腠隐约斑点同见。

煎方　犀角、生地、玄参、连翘心、郁金、小青叶、竹叶心、石菖蒲。（此宣窍泄热法。）

心肝火炽，阴亏，面色带赤。

辨诸：体清癯，性好动，多烦虑，左寸关弦动甚锐，又眩晕，少寐，知阳亢风生。

丸方　人参、生地、元参、桔梗、川连、茯神、天冬、丹参、枣仁、远志、羚羊角、琥珀、麦冬、白芍、柏仁、石菖蒲。炼蜜丸。

水亏肝阳升，逆火升面赤。

辨诸：两胁烘烘如烧，烦劳更甚。

丸方　九蒸首乌四两、蒸桑叶、黑芝麻、黑穞豆皮各三两、胡麻、北沙参、茯神、女贞实各二两、柏子仁两半、去心天冬一两。用青果汁丸。

郁伤脾胃，面色痿黄。

辨诸：情志不适、脘痛、饮暖酒暂解，食物不易消化，脉濡小无力。

丸方　人参、茯苓、半夏、广皮、苡仁、桑叶、丹皮、桔梗、姜汁妙山栀。共研末，水泛丸。

脾营不足，面色痿黄、少泽。

辨诸：脉弦促而芤、纳少，又交春夏阳升，偶烦闹，必血溢上窍，知肝阳乘虚侮脾。

煎方　人参、茯神、归身、枣仁、远志、白芍、炙甘草、桂圆肉。（此归脾法加减，以和肝脾之阴，王道无近功，药须多剂常服。）

中气不足，面色青黄。

辨诸：脉小无神，又自幼频有呕吐，虽见咳嗽并非外感，不宜疏泄。

小建中汤　白芍、桂枝、生姜、大枣、炙甘草、饴糖。

营阴大虚，肝风渐起，面色青晦。

即辨诸：面青、而与胸痞痛同见。知风已起；又舌光如镜，知风由阴虚。

煎方　生地、天冬、麦冬、麻仁、生牡蛎、阿胶。

肝阳扰胃，阳明脉衰，面色青晦。

阳明之脉萦于面，青色属肝，证见：四肢倦怠，勿误作脾虚治。

轮服煎方　午服：阿胶、鸡子黄、白芍、甘菊、枸杞子、炙甘草。（滋肝阴以制风阳。）

暮服　人参、南枣、秋石。（以助胃气液。）

劳怯已成，生旺之气渐少，面色痿黄㿠白。

此色夺也，辨诸：与形衰神丧同见。病不收功。

煎方　鱼鳔、湖莲、秋石、芡实、金樱子。（原案云：胃喜为补，当食物自适，药难奏功，冀其久延而已。按：就方而论，症患遗淋。）

肝藏液涸，风旋，面青㿠白，入夜颧颊渐赤。

辨诸：与舌、心干板而缩，并不渴饮同见。

甘麦大枣汤加阿胶　甘草、小麦、大枣、阿胶。

脾胃阳气大衰，面白如纸。

辨诸：崩淋、泄泻、汤水下咽，少顷倾囊涌出，又舌微红、口微渴，津液不肯升扬也。

煎方　人参、熟白术、炙甘草、炮姜、茯神、南枣。

99

温伤肺胃，津液气失肃降，火升右颊。

证兼右胁痛，即辨诸：病在右及痰多、嗽甚、欲呕，属肺胃病。

煎方　甜杏仁、天花粉、玉竹、麦冬、橘红、蔗浆。（此濡胃润肺法，胃汁能充，肺气自降，土旺生金也。忌辛泄肺气，苦伤胃气。）

卫外阳微，畏风面冷。

原案只此数字，必其他同见，证候皆虚劳情状，故用大建中，否则不必小题大做也。

参芪建中汤加减　人参、黄芪、白芍、桂枝、炙甘草、姜、枣、饴糖。去姜加茯神。（非虚劳而畏风而冷，应用方内加连、皮、芪，足矣。）

阳明燥热，液虚风阳上逆，面部热肿。

辨诸：与喉、舌干涸，不饥不纳证同见。

煎方　羚羊角、连翘、丹皮、黑山栀、青菊叶、元参、花粉、天麻。（案：药中可加冲，增液诸汁。）

胆火胃湿郁蒸，发瘰热肿，独现正面。

证见：秋冬气凛外薄，湿热漫无发泄，病发。夏令气泄渐愈。

煎方　夏枯草、鲜菊叶、苦丁茶、鲜荷叶边、羚羊角、黑栀皮、郁金、苡仁。

湿热上干阳位，面肿。

辨诸：舌绛、口渴、便不爽、溺短、浑，属湿热。由渐加喘、胀、腹满。经云：从上之下者治其上。

煎方　去皮尖大杏仁十粒、去毛筋枇杷叶、生苡仁、茯苓皮各三钱、淡豆豉、飞滑石各钱半、黑山栀皮、白通草各一钱。

温毒壅结上焦，面颊肿胀。

辨诸：先见寒热随与牙关紧闭同见。又脉右搏数左小。

煎方　牛蒡子、马勃、连翘、射干、夏枯草、滑石、金银花露、金汁。

风邪阻于肺卫，面浮。

辨诸：与咳嗽同见。

煎方　麻黄先煎去沫五分、杏仁三钱、生石膏三钱、生甘草三分。（此辛散法。）

肺气痹阻，面浮。

辨诸：与胸痞、寒热同见。

苇茎汤　苇茎、生苡仁、桃仁、瓜子。

血虚生风，面颊麻木。

　　丸方　枸杞、菊花、刺蒺藜、桑寄生。蜜丸。

须眉耳目类　须　耳　目

精气衰薄，未老已须苍色变。

　　此不能生育之征，发属心火而炎上，眉主肝木而侧
生，须属肾水而向下。

　　煎方　蛇床子、菟丝子、覆盆子、五味子、家韭
子、补骨脂、肉苁蓉、沙蒺藜、舶茴香、线鱼胶。

下焦阴液耗，肝风挟阳震动，眉心痛。

　　辨诸：与手、足、心窝，五心皆热，腰脊酸痛同
见。病起产后。

　　煎方　生地、麦冬、阿胶、炙甘草、生白芍、麻
仁、冲入羚羊角汁。（忌用芎、柴等，辛散升泄。）

风火上郁，耳后结核。

　　辨诸：与目眶痛同见。

　　煎方　薄荷、牛蒡子、前胡、象贝、连翘、黑栀
皮、赤芍、生甘草。

精亏阳不下交，阴火乘窍，耳前后胀。

　　辨诸：每在午后入暮，自觉热自左升及足心灼热。

丸方　熟地、龟板、英肉、五味、茯苓、磁石、黄柏、知母。猪脊髓丸。

风湿，左耳后肿痛。

证见：发热。

煎方　干荷叶、苦丁茶、马勃、连翘、杏仁、黑栀皮。

营虚脉络失养，耳后掣痛。

辨诸：天气骤冷，脉忽现芤涩，知营虚；痛时筋挛，知伤脉络；用辛寒不应，知宜温。

煎方　当归、生黄芪、片姜黄、桂枝、防风、生于术、煎化活络丹一丸。丹为川乌、草乌、胆星、地龙、乳香、没药。（原书编入臂痛类方，亦治臂。）

阴亏火升，耳前赤㾿，刺痛。

辨诸：怀妊百日，丙丁养胎，胎热从戌亥时升。

煎方　细生地、茯神、生白芍、建莲、桑叶、钩藤。

肾阴亏，肝风动，上旋蒙窍，耳鸣。

辨诸：年老、脉细数。

煎方　熟地、龟板、琐阳、牛膝、远志、茯神、磁石、秋石、萸肉、五味子。

心肾阴亏，肝胆阳亢，耳鸣时闭。

辨诸：与遗精同见。

丸方　水煮熟地、麦冬、龟板、牡蛎、白芍、北五味、建莲、磁石、茯神、沉香。为丸。辰砂衣。每晨服三钱，以补心肾。

煎方　生地、女贞子各三钱、夏枯草二钱、丹皮、山栀各一钱、赤苓钱半、生甘草四分。每午服一剂以清少阳。

肾虚，耳鸣失聪。

肾窍开于耳，胆络系于耳，凡本虚失聪治在肾邪干窍，闭治在胆。

磁石六味汤加味　磁石、熟地、萸肉、山药、茯苓、丹皮、泽泻。加川斛、龟甲、远志。

热处湿中，薰蒸之气上迫清窍，两耳失聪。

此非少阳病之耳聋，不宜柴胡、青蒿。

煎方　飞滑石、生石膏、寒水石、大杏仁、炒黄竹茹、川通草、金银花露。

疟后留邪，耳中流脓，窍闭失聪。

病至七、八年，知与气血混合，清散无效，忌荤酒浊味。

茶调散　藁本、辛夷、苍耳子、蔓荆子、川芎、菊花。为末。用一钱，卧时服，（另用外治法，以甘遂削细插耳中，甘草半寸许衔口内。）

真阴未充，少阳郁热上升，耳聋。

辨诸：左耳为甚。

煎方　桑叶、丹皮、连翘、黑山栀、青蒿汁、象贝母。（此先泄胆郁法。）

热伏至阴，目畏光胞紫暗。

辨诸：先寒后热、无汗、渴饮、饥不能食、气冲呕逆，知厥阴郁热，经反多，知迫血妄行。

煎方　阿胶、鸡子黄、生地、白芍、黄连、黄柏。（原案云：伏热在至阴必煎至液涸乃已。表则伤阳，攻则伤阴，惟咸苦寒直走阴分以清之。）

肾阳虚，寒水泛滥，目下渐起浮肿。

辨诸：色衰萎黄，脉微而迟，又久泻者，穷必伤肾，虽粪中见红，知非湿热。

煎方　生茅术、淡附子、茯苓、干姜、熟地炭、车前子。

肺脾蕴湿，目胞浮肿。

辨诸：与不饥不运同见。

煎方　茯苓皮三钱、苡仁钱半、大腹皮、广皮、通草各一钱、桑皮八分、栝蒌皮五分。

脾虚，脾脉钝，眼胞倦于开阖。

脾脉循行于眼胞上下也。

煎方　黄芪、蒸于术、枸杞子、归身、炙甘草、桂圆肉。

风温上郁，目赤。

辨诸：脉左关、脉弦数。

煎方　桑叶、夏枯草、连翘、草决明、赤芍。（此辛凉散郁法。）

失血后复受燥热，左目赤痛。

煎方　鲜菊叶、冬桑叶、生甘草、赤苓皮、绿豆皮、稽豆皮。

肝木乘坤土，右眼角赤。

证见：胸脘痞闷，辨诸：脉左带微数，右关微弦。

煎方　人参、茯苓、小川连、干姜、半夏、枳实。

风火上郁，目眶痛。

辨诸：与耳后结核同见。

煎方　薄荷、牛蒡子、前胡、象贝、连翘、黑栀皮、赤芍、生甘草。

营阴亏，精华不能上聚于目，入冬两目无光。

辨诸：当夏形懒，知不耐，大气发泄。

养营汤　人参、白术、茯苓、甘草、归身、白芍、熟地、黄芪、肉桂、五味、远志、陈皮、生姜、大枣。

精血内亏，虚风上煽，左目流泪，至暮少明

煎方　熟地、天冬、杞子、元参、浙菊花、谷精草。

阳盛致血耗水涸，精采散越，瞳神散大无光。

辨诸：动怒起病。

煎方　熟地、萸肉、白芍、女贞子、茯神、五味子、炙甘草。

水亏不生木，阳火蒸迫，起障失明。

辨诸：年已七旬，知下元脂液已少；阴少上承。

煎方　羖羊肝、制首乌、谷精草、枸杞子、浙菊花、夜明砂、㼹珠粉。（此症忌龙胆、黄柏，等泻火

107

之剂。)

精气散漫，正视一物见二，眽视则否。

辨诸：积劳气泄，当夏热气又大泄。

煎方　桂圆肉、山萸肉、枸杞子、五味子、炙黑甘草、菊花炭。（此甘补酸收法。案：精气散当眽视亦不清，疑是痰滞络，故有蔽，有不蔽。）

老年血气不充，阳陷入阴，目暝欲寐。

证见：寒则肉膄、筋骨皆疼，知卫阳大怯。

煎方　嫩毛鹿角、人参、当归、桂枝、炙甘草。接服方：鹿茸、鹿角霜、人参、当归、浮桂、茯苓、炙甘草。

口鼻唇舌牙齿类　口内数处同病　口　鼻　鼻血　唇　舌　涎沫　牙齿

温邪内发，口渴、唇燥、齿板、舌干。

证见：发热、目微红、面油亮、呼吸似喘。

煎方　苦杏仁、淡黄芩、连翘、飞滑石、竹叶心、橘红、天花粉、郁金汁。（此上清膈热法。）

阴液阳津并涸，舌干燥、无苔、前板齿干。

证见：目欲暝、口欲开。辨诸：误汗伤阳，复误下亡阴。

复脉汤　炙甘草、人参、生地、白芍、麦冬、阿胶。

肺气闭塞，口齿、骨骱不开，咽喉痰壅。

证见：溺阻、肌浮。

煎方　麻黄、马兜铃、马勃、牛蒡子、杏仁、射干、滑石、生甘草。

肾水虚少，五液不承，寐则口干、喉燥。

辨诸：脊痛、腰酸、脉左坚。

固本丸加味　人参、生地、熟地、天冬、麦冬、阿胶、芡实、莲肉。

虚损，真阴内涸，阴不上承，喉、舌肿腐。

辨诸：当立夏小满，君火主令，阳气交并于上，知阴不胜阳。

猪肤汤　猪肤去毛，去油、白蜜、白米粉。

阴虚延劳，火升阴不上承，舌碎腭腐。

证见：食不知味、欲吐，知下损及中；已经伤胃，最属不宜。

煎方　人参、炒麦冬、紫衣胡桃肉、熟地、鸡子黄、茯神。

阴风湿痰，中于脾络，口歪舌歪。

　　辨诸：与右肢偏痿证同见。

　　煎方　人参、茯苓、新会皮、姜汁炒南星、姜汁炒竹节、白附子。冲香附汁。（此用星附六君汤加减，以益气祛风逐痰。）

中虚伏热，困不转运，脾瘅口甘。

　　证见：不饥不食，知非血分腻滞；药可投。

　　煎方　人参、川连、淡黄芩、生白芍、枳实、淡干姜。

脾胃，伏热不清，口甜。

　　煎方　人参、川连、山栀仁、天花粉、枳实、丹皮、橘红、竹茹、生姜汁。

脾瘅口涌甜水。

　　煎方　川连、黄芩、厚朴、半夏、生干姜、广皮。煎，送脾约丸。丸为，酒蒸大黄、枳实、厚朴、赤芍、杏仁、麻仁。蜜丸。接服橘半枳术丸。即此四味。

暑湿之气，酿蓄浊痰于胃，口甜滞腻。

证见：不饥。

煎方　杏仁、栝蒌皮、川贝母、黑山栀、泽泻。下二贤散。散为陈皮、甘草。

气郁化热，口中常有甘、酸、浊味。

辨诸：情怀抑郁，又与纳食脘胀、微呕、吐清涎、脉右涩小数、左弦促。

煎方　金石斛、黑山栀、茯苓、半夏曲、橘红、竹茹、枳实。

郁热吞酸。

温胆汤加味　陈皮、半夏、枳实、竹茹、茯苓、甘草。加姜汁炒黄连、山栀、丹皮、郁金。

阳微，食后吞酸。

丸方　茯苓四两、生于术、半夏、广皮各二两、厚朴、淡干姜、淡吴萸、荜澄茄各一两、公丁香五钱。水法丸。

湿伤脾胃，阳乏运行，吞酸。

辨诸：时令潮湿，形寒，知阴湿之气内应脾胃，阳气被伤。

苓姜术桂汤　茯苓、干姜、白术、肉桂。（此转旋中阳法。）

风火挟阳上升，口中味变酸、浊。

辨诸：与头中清窍痹窒同见。

茶调散　薰本、辛夷、苍耳子、蔓荆子、川芎、菊花。为末，用一钱，以真苦丁茶钱半煎汁，调服。

悬饮流入胃中，口中涌溢酸水。

证见：胸中酸痛。

煎方　桂枝木、半夏、茯苓、炒黑川椒、姜汁。转方加淡附子。

暑热阻气，中痞不运，热痰聚脘，口中味变酸、浊。

半夏泻心汤去甘草、干姜加杏仁、枳实　半夏、黄芩、黄连、人参、杏仁、枳实、大枣。（苦辛泄降法。）

胃弱肝气不和，口中吞酸作苦。

辨诸：与食物无味同见。

温胆汤加人参、川斛　陈皮、半夏、茯苓、枳实、竹茹、甘草、人参、川斛。

肾气不摄，上溢于口，味咸。

辨诸：早婚精血未满即泄，致先患流浊，知已精腐；旋更滑精，知复关撤。

　　丸方　生菟丝子粉、蛇床子、覆盆子、陕沙苑子、家韭子、五味子。用鳇鱼胶丸。

胃阳惫，口淡无味。

　　证见：自汗。辨诸：脉濡。

　　煎方　人参、淡附子、淡干姜、茯苓、南枣。

胃阳虚，口中味淡。

　　证见：浊饮下降，则胃脘痛缓，知向有饮湿为患。

　　煎方　人参、半夏、茯苓、枳实、姜汁。（此用大半夏汤，乃温通理阳法，俾浊饮不致复聚。）

温邪发热，津伤、口糜、气秽。

　　煎方　卷心竹叶、嘉定花粉、知母、麦冬、金石斛、连翘。

热劫津液，阴不上承，口渴、上腭干涸。

　　辨诸：与舌红、腹热、不饥、脉虚数同见。

　　煎方　炙甘草、人参、麦冬、生地、阿胶、麻仁。

胃阳弱，食腥滞黏腻物，中焦不运，自觉鼻中气秽。

　　证见：舌白、涎涌、七、八日不大便。

来复丹　玄精石、硫黄、硝石、五灵脂、青皮、陈皮。用姜汤送。

胃阳微弱，恶闻秽气。

证兼食入呕哕，以口鼻受污浊，异气先入募原，募原是胃络分布，以上逆而呕也。

煎方　藿香、草果、公丁香、茯苓、厚朴、砂仁壳、广皮、荜拨。（此芳香辟秽法。）

肺伤气泄，喷嚏不已。

病属肾虚作喘，医误为肺实作喘，而用皂荚搜逐因而致此。

丸方　砂仁、制熟地、芡肉、龟甲心、阿胶、牛膝、茯苓、远志、五味、磁石、秋石。蜜丸。（此治上实下虚，肾气不纳，作喘方，非治肺伤气泄。）

暑郁肺窍，鼻塞生瘜，流浊涕。

辨诸：初病暴热血涌，强降以呆滞血药，邪留头髓空灵处，致热蒸脂下。

煎方　连翘、牛蒡子、通草、桑叶、青菊花叶、冲鲜荷叶汁。临服入生石膏末煎一沸。（此轻扬内通气分法。）

阴精不足，脑髓不固，鼻渊。

辨诸：并不腥秽，天暖稍止，遇冷更甚，而又形瘦、尖长，禀乎木火，知水不足。

天真丸　人参、黄芪、白术、山药、当归、天冬、肉苁蓉、精羊肉。

肾虚阳不恋阴，内风乘颠髓出鼻窍。

辨诸：所出腥浊又与窬不成寐同见，须绝欲可望却病。

煎方　熟地、龟板、天冬、茯神、阿胶、淡菜。

肺痹成疟，鼻准先寒。

证见：汗出不解，辨诸：与心下有形按痛、言语气窒不爽同见。

煎方　桂枝、杏仁、茯苓、炙甘草、干姜、五味子。

脾胃阳气微弱，鼻准冷。

辨诸：肢亦冷、右脉弦来去不齐、舌心白黄、微皱、不乱、不思食。

煎方　人参、茯苓、半夏、新会皮、草果、蒸乌梅肉、生姜。二帖后，加附子后又加牡蛎。

多药胃伤，鼻准亮。

鼻准属胃，更辨诸：忽又如饥，仍不能食，知胃伤；气冲欲呕、咳、汗，知肝木升逆。

煎方　炙甘草、小生地、芝麻仁、阿胶、麦冬、白芍、牡蛎。

风湿不解，邪结在肺，鼻窍干焦。

辨诸：与声音不出、喘急、腹满同见。此肺闭上痹之险笃，急症。

葶苈大枣泻肺汤合苇茎汤　上方：葶苈、大枣。下方：苇茎、苡仁、桃仁、瓜瓣。

胃阳渐困，卫气不充，易于伤风鼻塞。

胃阳外应卫气，九窍不和都属胃病，辨诸：食减不饥。

煎方　参须、芪皮、鲜莲子、炒麦冬、茯神、生甘草。

志火上燃，鼻窍堵塞。

证见：大便频而腻、小便不利，知阳腑失司，气机乖常，火因上升。

四苓汤加味　白术、茯苓、猪苓、泽泻。加椒目、厚朴、益智、广皮白。

温邪犯肺，衄血。

　　煎方　连翘、元参、淡黄芩、黑山栀皮、杏仁、郁金。

阴液损伤，阳气上冒，衄血。

　　煎方　秋石拌人参、鲜生地、麦冬、阿胶。

倒经鼻血。

　　证见：寒热，辨诸：冲年天癸未至，时值春阳升动，又平昔溺后腰痛、耳目聪明，知先天质薄；阴不充阳易动。

　　膏方　乌鸡去毛翅用童便、青蒿汁、醇酒、米醋，煮。加入生地、白芍、茯神、天冬、知母、牛膝、芫蔚子、女贞子。另煎汁，及阿胶收膏。

下焦真阴不充，浮阳上越，鼻血。

　　证兼汗泄。

　　丸方　熟地、黄肉、五味子、女贞子、旱莲草、茯神、秋石、黑壳建莲。蜜丸。

心营热，阳升，鼻血不止。

　　煎方　乌犀角、细生地、炒知母、黑山栀、川斛、丹皮、炒黑侧柏叶、牛膝。

阳明血热，久蕴成毒，环唇燥裂而痛。

辨诸：瘦人热体，头面身半以上，发出隐疹、赤纹。

犀角地黄汤　犀角、生地、丹皮、白芍。

暑湿成疟，误药助湿，引邪入营，舌赤。

辨诸：初起舌白、呕吐，误用寒凉、滋柔而转又不喜饮水。

煎方　茯苓为君、厚朴、草果仁、半夏、新会皮、高良姜、生姜汁。（此通阳逐湿法。）

热邪入阴，舌光赤。

系泄泻疟，证见：消渴、干呕、口吐清涎、吞酸、不思食，知肝本犯胃。

煎方　川连、乌梅、黄芩、白芍、人参、诃子皮。

胃液少，舌赤。

辨诸：不饥不食，知病在胃，证兼咽干、溲涩、便闭、九窍不利，都属胃也。勿因舌赤而用血分药。

煎方　炒半夏、竹茹、枳实、花粉、橘红、姜汁。（以再有痰多见证，故用此宣通胃浊之剂，而不用滋养津液之药。）

温邪已入血分，舌赤。

证见：音低、神呆、潮热、身发斑疹。

煎方　犀角、细生地、玄参、丹皮、郁金、石菖蒲。（此病误用发汗，误用消食，均能劫夺津液必变昏厥。）

暑伤营阴，舌赤。

辨诸：神烦、身瘦，又在产后，知阴亏，暑邪易于深入。

煎方　连翘、竹叶、银花、玄参、细生地、麦冬。

病患瘀浊停留，而阴已亏，舌赤。

证见：心悸前，因经来暴止、便黑、脘痛拒按，交加散瘀略下，痛下移。

煎方　当归须、细生地、丹皮、料豆皮、小茴、桃仁、茺蔚子、姜汁。晕进回生丹半丸。（原案云：宣瘀之药多辛，善走。择辛润者以顾阴分。）

脾气伤，脾营亦耗，舌赤。

辨诸：与形倦同见。

四兽饮　人参、生术、茯苓、炙甘草、陈皮、半夏、乌梅、草果、生姜、大枣。

热止后，营阴受伤，舌红。

辨诸：与汗多、心悸、头晕、寐多惊恐。脉虚细无力同见。

煎方　人参、生地、麦冬、淮小麦、炒麻仁、阿胶。（此存阴和阳法。）

心火内燔，阴液无以上注，舌涸赤绛。

辨诸：与烦不成寐同见。

煎方　鲜生地、元参、麦冬、绿豆皮、银花、竹叶心。（此益肾水，以制心火法。）

精液内耗，阴不上承，阳气上燔，舌碎赤绛。

证见：渴饮、频饥、溲溺浑浊，为三消及肾之症。

煎方　熟地、萸肉、山药、茯神、牛膝、车前。

肝肾阴伤耗及五液，阳不恋阴而上越，舌色绛赤。

辨诸：久热频渴。

煎方　人参、知母、麋角胶、龟板。（案麋与鹿一阴一阳切勿误用。）

春温邪陷劫津，舌绛。

证见：骨节痛，辨诸：身热六日不解。

煎方　竹叶心、知母、花粉、滑石、生甘草、梨皮。（此甘寒熄邪法。）

暑热入营舌绛。

证见烦渴

煎方　犀角尖、连翘心、淡竹叶、南花粉、细叶、菖蒲汁。（案此方清泄心热，已神昏者恰当，未神昏者慎用。）

温邪气血两伤，舌绛。

辨诸：脉数右大、烦渴，知伤气分；而又舌绛，则伤及血分。

煎方　生地、竹叶、石膏、知母、丹皮、甘草。

反胃症，阳气结于上，阴液衰于下，舌绛。

证见：呕恶、吞酸、脘中隐痛、不多饮、脉小涩。

煎方　人参、川连、半夏、枳实汁、生姜汁、竹沥。（此开痞通阳法。）

郁劳，气逆化火，液涸风动，舌绛。

辨诸：忧愁、嗔怒起病，与面微浮、咳呕、心中热、腹中气、撑夜热同见。

煎方　生地、白芍、川连、阿胶、鸡子黄、糯米。（此咸苦入肝，养阴和阳法。原案云：秋金主候，木尚不和，日潮加剧，难以久延。）

疫疠秽邪，逆走膻中，舌色如朱。

辨诸：与喉痛、丹疹、神志昏躁同见。知渐干，心胞，血络有结闭之虞。

煎方　犀角、生地、连翘、玄参、菖蒲、郁金、银花、金汁。（此解毒驱秽法。）

阳津阴液并伤，余热淹留不解，舌色若赭。

证见：频饮不解渴，临晚潮热。

煎方　人参、生地、阿胶、麦冬、炙甘草、桂枝、生姜、大枣。（此复脉法，养厥、少两脏之阴，以振胃关，因左关尺脉空数不藏耳。）

热入膻中营分，舌绛而干。

辨诸：夜烦无寐、心悸、不嗜汤饮。

煎方　犀角、鲜生地、黑玄参、连翘、石菖蒲、炒远志。

正气已虚，热邪又深入厥阴，舌绛裂纹。

辨诸：面色枯槁无泽，知其正虚；心中热焚，知热陷。

复脉去人参、生姜加蔗汁　炙甘草、甘蔗、生地、阿胶、麦冬、桂枝、麻仁、大枣。

肝肾至阴，郁热内蒸，舌绛、赤糜、干燥。

辨诸：内伤、情怀起病。证见：心动悸、若饥食少。

煎方　鸡子黄、清阿胶、生地、知母、川连、黄柏。（此咸补苦泻法。）

温邪误药，液伤邪陷，舌心灰黄、边紫绛。

辨诸：服羌、防温散后，咽痛、心炽、胸闷、渴饮不能下咽。

煎方　银花、连翘、象贝、元参、大豆黄卷、川通草、飞滑石。冲白金汁。

温邪内闭，舌绛、苔黄。

辨诸：与面赤、微痉、痰潮、昏谵同见。

煎方　金银花、连翘、竹叶心、天竺黄、竹沥。（此清泄上焦法。）

湿热结聚不化，舌焦黄。

辨诸：与小腹坚满、小便不利、两足皆痿证同见，知六府不通；有肠痈之虑。

煎方　川楝子、小茴香、丹皮、黑山栀、通草、青葱。

脾阳式微，舌灰黄。

辨诸：形寒、怯冷、脘痹、不饥，知黄为脾之本色；而非属有热。

煎方　半夏、茯苓、广皮、干姜、荜拨、厚朴。（此温通法。）

温邪内伏，舌苔灰黄。

辨诸：面色光亮而赤。

煎方　犀角、生地、元参、连翘心、郁金、小青叶、竹叶心、石菖蒲。（此清络宣窍法。）

时疫湿温，舌色灰黄。

辨诸：与头痛、发热不止、周身掣痛、脉缓同见。

煎方　杏仁、茵陈、厚朴、竹心、连翘心、木通、飞滑石、猪苓。

暑邪不解陷入厥阴，舌灰。

辨诸：与寒热、消渴、呕恶、吐蚘同见。又心下板实、下利血水。

煎方　川连、黄芩、淡干姜、生白芍、川椒、乌梅、人参、枳实。（此酸苦泄热辅正驱邪法。）

温邪自里而发，热蒙上焦，舌心灰滞。

辨诸：与喉肿、口渴同见。如用苦寒直降肠胃，与病无涉。

煎方　连翘、黑栀皮、牛蒡子、杏仁、花粉、马勃、栝蒌皮、夏枯草、金汁、银花露。

湿聚热蒸，舌起灰滞之形。

温疟初愈，早食浊腻所致，辨诸：面目痿黄、又寒战、热炽、骨骺烦疼，知邪蕴经络。

煎方　防己、杏仁、滑石、炒半夏、连翘、山栀、苡仁、野赤豆皮。（此苦辛流通法。盖湿病忌发汗，汗之则阳伤病变。）

暑湿秽浊胶结三焦，舌苔灰边白。

证见：气喘、周身痛、难转侧、脘结、小溲窒涩。

煎方　杏仁、白蔻仁、茯苓皮、厚朴、橘红、鲜石菖蒲。另服苏合香丸。

湿温郁痹，舌灰白。

辨诸：渴不能多饮、脉细又膨闷、不知饥、饮食喜得香味，知胃阳伤；郁遏失宣。

煎方　人参、茯苓、橘红、半夏、厚朴、枳实。（此护持胃阳，佐以宣浊驱湿法。）

心液久耗，邪热袭入，舌白、晦、干缩、起刺。

辨诸：素工心计，今与神志昏蒙同见。

煎方　鲜生地、元参、竹卷心、人参、川连、石菖蒲、百部、桔梗。先以至宝丹三分，凉开水调化匀，作五、六次服。

湿痰阻隧，舌白。

辨诸：与不喜饮同见。知有湿痰；久疟、汗出不解，知邪不在表；肛垂、骺痛，知邪阻于隧。

煎方　半夏、厚朴、草果、知母、杏仁、生姜汁。

湿郁化热，舌白。

辨诸：目黄、口渴、溺赤、脉象呆钝。

煎方　绵茵陈、茯苓皮、木猪苓、飞滑石、寒水石各三钱、生白术、桂枝木、泽泻各一钱。

暑湿结于气分，舌白。

凡舌白寒病热病皆有之，总是邪在气分之微，今时当长夏又与目黄同见，知为暑湿。

煎方　杏仁、蔻仁、茯苓、半夏、厚朴、生姜汁。

浊阴凝聚，舌白似粉。

辨诸：瘕结少腹，属至阴部位，脉沉且微，知病在里而又无阳。

煎方　川附子、黑川乌、吴茱萸、干姜、猪胆汁。

湿邪滞着气分，舌苔白、边红。

辨诸：不欲饮。

煎方　杏仁、苡仁、川贝、佩兰叶、西瓜翠皮。

暑湿内侵募原，成疟。舌心干、苔黄白。

辨诸：与口中黏腻、目眥黄、脘闷、不思食、脉数同见。

煎方　川连、黄芩、花粉、桔梗、白蔻仁、郁金、橘红。调入六一散。

暑湿，伏邪内发，弥漫三焦，舌白罩灰黑。

辨诸：与胸、脘痞闷、潮热、呕恶、烦渴、汗出、自利等同见。

煎方　杏仁、滑石、黄芩、半夏、厚朴、橘红、黄连、郁金、通草。

少阴伏热，津液不腾，舌黑。

辨诸：喉燥又与不喜饮水同见。知病在血分；异于热在气分之渴饮。

煎方　犀角、生地、丹皮、竹叶、连翘、元参。

胃阴虚，伏热内炽，舌黑。

辨诸：与烦躁、渴饮、唇焦同见。又但身热而不恶寒、不头痛。非外邪；能食、便通非积滞。

煎方　竹叶、天花粉、麦冬、生地、连翘、杏仁。冲入蔗浆。

津液不升，舌焦黑。

辨诸：不渴饮。知非热炽。

煎方　人参、白芍、炒乌梅肉、炒广皮。

热久伤阴，津液不承，舌红罩黑。

证见：咳呛、不饥不食。辨诸：渴饮不休、肌肤甲错。

煎方　白沙参、麦冬、南花粉、冬桑叶。冲入蔗浆。（此甘寒滋救胃液，以供肺金法。）

气分邪热未去，阴气已伤，舌紫。

辨诸：发热、渴饮、肌消、脉数。

煎方　生地、石膏、生甘草、知母、粳米、竹叶心、白芍。

心阳上引相火，同升燔灼营液，舌起痱瘰。

舌为心苗，辨诸：操持烦心、复情志不适、有郁火。

天王补心丹　人参、元参、丹参、生地、天冬、麦冬、枣仁、柏仁、茯神、远志、当归、五味、桔梗、石菖蒲、辰砂。

胆木克脾，舌出。

证见：流涎，脾窍开于舌也。

煎方　人参、于术、天麻、姜黄、桑叶、丹皮。（此养脾泄胆法。）

心营热，舌辣。

属失血症，证见：易饥。

煎方　生地、玄参、丹参、连翘心、竹叶心、郁金汁。

心阳过动，五液燥涸，舌腐。

辨诸：老年人心事烦冗、肉消、肌枯。

牛乳　每早服一杯。

阴虚，浮阳上亢，舌碎。

辨诸：与汗出口渴、夜坐火升同见。

煎方　乌梅肉、冰糖。先以乌梅于饭锅上蒸熟，取出再加冰糖略煎一二沸。（此酸甘化阴法。）

肝风上引，舌强、筋吊。

证见：痰阻咽喉、脑后痛。辨诸：情怀郁勃，初起左边麻木。

煎方　羚角、鲜生地、连翘心、玄参、石菖蒲、郁金汁。

温邪内闭，舌伸缩如强。

证见：痰涎黏着。

至宝丹　乌犀角、朱砂、雄黄、玳瑁、琥珀、麝香、龙胆、金银箔、牛黄、安息香。用三分以石菖蒲、金银花汤送下。（此宣通膻中法。）

心阳自亢，肾阴暗耗，舌下肿硬，伸缩不自然。

舌乃心苗，肾脉系焉。

大补阴丸　熟地、龟板、黄柏、知母。以猪脊髓杵丸。

暑邪深入厥阴，舌缩。

证见：声音不出、自利又与少腹坚满同见。知上下格距，危期至速。

煎方　人参、黄连、淡干姜、乌梅、生白芍、半夏、枳实。（此酸苦泄热，辅正驱邪法。）

温邪内闭，舌刺卷缩。

辨诸：起病头、面、颐、颔浮肿，知温在上焦，今与昏躁、痰潮、溲浑点滴同见，知热邪锢结入里。

紫雪丹　石膏、寒水石、滑石、磁石、硝石、沉香、木香、丁香、麝香、犀角、羚羊角、绿升麻、元参、朴硝、辰砂、甘草、黄金。

肝脏液涸风旋，舌心干板而缩。

辨诸：并不渴饮，如非气热所烁又面青㿠白，入夜颧频渐赤

甘麦大枣汤加阿胶　甘草、小麦、大枣、阿胶。

阴液已涸，舌强，扪之干板。

证见：欲寐、昏沉、午间烦躁，知热深入阴；小便欲解掣痛，知阴气欲绝；难愈之症。

煎方　炙甘草、人参、生地、阿胶、麦冬、炒麻仁、白芍、鸡子黄。

阳微体质，湿痰内聚，气机升降失常，舌反干。

辨诸：脘闷、肢麻、便溏同见。

煎方　金石斛、茯苓、半夏、广皮、白钩藤、白蒺藜。

131

胆木克脾，流涎。

证兼舌出，以脾开窍于舌也。

煎方　人参、于术、天麻、姜黄、桑叶、丹皮。（此养脾泄胆法。）

胃寒涌涎。

证见：中痞。

煎方　泡淡吴萸、干姜、茯苓、半夏、橘红、川楝子。

肝厥犯胃，清水泛溢。

辨诸：时在子后，自觉由少腹涌起，及脉弦、瘝痛。

煎方　吴萸、桂枝木各五分、川楝子、延胡索、高良姜各一钱、茯苓三钱。

肝浊犯胃，液沫泛溢。

辨诸：与舌白、恶心同见。

煎方　吴萸七分、茯苓三钱、干姜一钱、南枣一枚、姜汁三分。（此通阳泄浊法。）

肝阴不足，肝阳上升，吐涎沫。

辨诸：与燥痒、咳呛同见。已知胃液被劫；上袭肺金矣。

　　煎方　麦冬、玉竹、北沙参、生扁豆、桑叶、生甘草。冲入蔗浆。

温热病后，肝阳乘胃，涎沫自出。

　　证见：胸满如闷、咽中有时气促、潮热时作四肢微冷。

　　煎方　甜杏仁、炒麦冬、淮小麦、炒半夏、南枣。（此熄风和阳法。）

胃阳馁时，有冷腻涎沫涌吐而出。

　　丸方　姜炒半夏、茯苓各二两、生智仁、新会皮、淡干姜各一两、丁香皮五钱。研末。香淡豉一两煎汁和丸。每三钱，淡姜汤下。

胃阳伤，浊阴上逆，清涎上涌。

　　证见：食物吐出。辨诸：曾伤饥饱，此病忌鲜荤冷滑。

　　煎方　生白术、茯苓、生益智、半夏、厚朴、姜汁。

脾胃阳微，呕涌青涎。

　　证见：脘中痛胀。辨诸：脉缓弱，又午后病甚，知阳不用事。

煎方　人参、半夏、茯苓、生益智、淡干姜、生姜汁。大便不爽，间用半硫丸。丸为制半夏、倭硫黄。

肾伤收纳失职，口吐腻涎、浊沫。

辨诸：素纵欲，向患鼻衄，每以养阴益气而愈，今肌瘦，动即喘促。

丸方　熟地、人参、萸肉、湖莲、芡实、补骨脂。山药粉丸。

燥火上郁，龈胀。

证兼咽痛。

煎方　薄荷梗、连翘壳、黑栀皮、绿豆衣、桔梗、生甘草。（此辛凉清上法。）

肝风阳气，乘阳明之虚，上冒，牙肉肿痛。

煎方　生地、阿胶、牡蛎、天冬、茯神、川斛、旱莲草、女贞子。（此和阳熄风法。）

先天真阴不旺，竟夜龙雷内烁，早间龈有血痕。

煎方　熟地、川斛、山药、茯神、木瓜、芡实、黑壳建莲、炙甘草。

肾虚不能纳气归元，牙宣。

辨诸：继以喘促及发自春令戌亥，阴火升寅卯，肝阳动时，其患更剧。

煎方　人参、熟地、熟附子、五味子、舶茴香、胡桃肉。（此温暖下元法，病急可先用黑锡丹、养正丸。）

郁热伤肝阴，齿衄。

辨诸：未曾出阁，郁热为多。

煎方　生地、天冬、阿胶、女贞子、旱莲草、白芍、茯神、乌骨鸡。（此清养肝阴法。）

肝风阻窍，牙关紧。

证见：喉痹不纳汤水，辨诸：环口牵动。

外治　苏合香丸研细擦牙，牙得微开，刮磨指甲末以温汤调灌，可以开关，再议进药。

气分为病类

肝肾络虚，呼出之气颇和，吸入气时胁中刺痛。

此病忌投刚燥。

丸方　大熟地、天冬、枸杞、柏子霜、茯苓、桂圆肉、女贞子、川斛。蜜丸。（此温肾，复入凉肝，以滋阴液法。）

肾阳虚，行动气坠于下，卧著气壅于上。

证见：跗肿昼甚，头胀夜甚。

济生肾气丸　附子、肉桂、熟地、萸肉、山药、茯苓、丹皮、泽泻、车前、牛膝。叶氏照古方原分量，茯苓加倍，熟地减半。

肾阳亏，吸气甚微。

辨诸：与小溲晨通暮癃，足跗踵同见。知太阳失开阴浊；因春上升、呕吐、不饥，知阳明因而失阖。

煎方　牡蛎、泽泻、防己、茯苓、五味、干姜。（此开太阳以通阳法，因为伏饮阴浊上干之故，非补肾方也。）

支脉结饮，阻遏气隧，自觉冷气为患。

证见：或聚胸臆，或贯肋胁，水饮下咽有声，气降宛如无病。

煎方　降香、枇杷叶、郁金、橘红、苏子、桔梗、苡仁、桑叶、淡姜渣。（此辛香入络，宣通开郁法。）

肝肾虚，冲气逆，冷气自足贯心，从口鼻出。

辨诸：病起惊恐，知内伤肝肾，由至阴而上故吟。

煎方　淡苁蓉、熟地炭、五味子、紫石英、茯苓、牛膝。

五志过极化火，自觉冷气上冲。

证见：有形有声贯膈冲咽。辨诸：平素抑郁、悲泣，知肝阳变化火风。

膏方　生地、天冬、阿胶、茯神、川斛、牡蛎、小麦、人中白。熬膏。（此柔缓濡肝法，肝为刚脏济之以柔亦和法也。非外邪化火，芩、连不能制。）

频吐胃伤，诸经气皆上逆。

证见：填胸、聚脘、嗳气不展、状如呃忒、舌干赤、脉搏劲。

煎方　枇杷叶、苦杏仁。煎汤，磨入枳实汁、桔梗汁。（肺主一身之气化，故用肺药。）

膀胱气化不通，降浊饮上干，着枕气塞欲坐。

辨诸：小水不利。证见：下肢浮肿渐上。

煎方　桂枝、杏仁、干姜、五味子、半夏、茯苓。（此开太阳经气，以利浊饮下趋法。）

厥阴气逆，冲气自下而上。

辨诸：因惊而起，每在黄昏戌亥时，气至胸中即胀闷、肢冷、汗出、右腹板实。

煎方　归须、桃仁、延胡、楂肉、官桂、香附、川楝、小茴香。（因产后恶露未清，忌用重镇酸敛，故用此和血法。）

阴弱少制，阳气鼓动，自觉气从左升。

证见：咳嗽随之。辨诸：素失血、脉数、形瘦。

煎方　生地、丹皮、甘草梢、泽泻、山栀、黑豆皮。（此壮水和阳法。）

肝气厥逆犯胃，自觉气从左升。

辨诸：与少寐，左脉弦同见。

煎方　生左牡蛎五钱、茯苓三钱、化州橘红钱半、川楝子肉、泽泻各一钱。（此泄汗和胃法。）

肾脉不上荣，肝风掀旋，阴阳不续呵欠。

辨诸：与口噤、汗出、鼾声同见。此症危期至速。

煎方　熟地炭、黄肉炭、川斛、天冬、淡苁蓉、牛膝炭、五味、远志、茯神。饮子煎法。

咳呛喘哮类　咳　嗽　咳嗽　咳　喘　咳喘　哮　附喘胀同病

阴亏于下，燥烁于上，痒痒欲咳。

辨诸：喉干、舌燥、脉虚数。

煎方　生地、熟地、天冬、麦冬、扁豆。

阳微浊阴，上干为咳。

证见：不能卧。

小青龙汤减味 麻黄、细辛、桂枝、白芍、干姜、甘草、半夏、五味子。复诊：脉濡弱、无神、咳饮未已，用人参、熟附、茯苓、白芍、生姜。

卫阳受伤，遇风则咳。

辨诸：劳力、神疲。

当归桂枝汤合玉屏风散 上方：当归、桂枝、白芍、炙甘草、生姜、大枣。下方：黄芪、白术、防风。

阴虚体质，燥气化火，肺家燥热作咳。

辨诸：向患口燥、舌糜，知下虚阴火泛越，今患咳，适时交秋燥。

煎方 去心麦冬、五粒白扁豆、玉竹各三钱、白沙参、去皮尖五粒甜杏仁、去心五粒象贝母各二钱、冬桑叶、卷心竹叶各一钱。加糯米。

胃伤晨起咳甚。

即辨诸：晨起未纳水谷，胃尚空虚，及病由奔驰、饥饱而起。

减味金匮麦门冬汤 麦冬、人参、甘草、粳米、大枣。

肾胃阴虚久咳。

久咳必累他藏，理肺无益，凡用补，当子母相生，拟早服丸方，金水相生；晚服膏方，补土生金。

丸方　水煮熟地八两、乳蒸云苓、乳蒸淮山药各四两、去核五味、去心建莲、车前、盐炒牛膝、紫衣胡桃各三两。均研细和猪脊捣丸。

膏方　连根须、真北沙参、连皮生白扁豆、南枣各四两、生黄芪皮三两、去心麦冬二两、生甘草一两。淡水煎汁，加真柿霜二两收膏。

肝升太过，肺降不及，久咳。

辨诸：寤醒左常似闪嘈杂，如饥进食不适，知肝风动。形肌、消烁，知阴液伤。

煎方　阿胶、鸡子黄、生地、天冬、女贞实、糯稻根须。

清阳失旋，饮邪日聚，卧着咳多。

辨诸：甘缓颇安，辛泄不受，知阳分气衰。

苓桂术甘汤外台茯苓饮　先用上方：即此四味。继进下方：茯苓、人参、白术、枳实、橘皮、生姜。

脏阴血液伤极，著左卧，即咳甚。

左属血。

煎方　人参、黄芪、当归、白芍、南枣、炙甘草。
（此方用益气甘药者，缘有形之血生于无形之气耳。）

肺阴虚无以滋养，肾阴虚无以摄纳，咳逆。

辨诸：脉数。

煎方　熟地四钱、北沙参、川斛、茯神各三钱、白扁豆五钱、麦冬二钱。

胃虚咳逆。

辨诸：与欲呕证同见。知为胃病。

煎方　生扁豆一两、北沙参、米拌炒麦冬各钱半、茯神、南枣各三钱、糯稻根须五钱。

胃虚咳逆。

辨诸：曾因秋暑霍乱，知伤脾胃；今怀妊五月，正胎气吸受脾胃真气之时，又不饥不食，知其虚在胃。

煎方　人参、炒麦冬、知母、木瓜、茯神、莲子肉。

胃逆咳逆。

辨诸：与呕吐证同见。知为胃病；又胸痹如闷、便溏泄，知寒湿郁痹；阳不旋运。

小半夏汤加生姜汁　半夏、生姜。

饮邪上逆，肺气不降，咳逆。

辨诸：与背寒同见。

煎方 鲜枇杷叶、杏仁、茯苓、半夏、橘红、生姜。(此辛通饮邪法。)

精血下损，冲气咳逆。

证见：谈笑或多，或饥时则咳逆，辨诸：形瘦、脉左数，前年曾失血盈碗。

煎方 人参、茯神、炙甘草、山药。

肾虚阳不潜伏，每交子后，干咳。

即辨诸：病发在子后及着枕，眠卧冷痰上升，知肾气失纳。

煎方 熟地炭、生白芍、山药、茯苓、丹皮、泽泻、车前、牛膝、胡桃肉。(此引导固摄法。)

胃土津少无以生金，干咳无痰。

辨诸：曾嗽血，咳遂未愈，脉大、色苍、形瘦、谷减，知志火未平，液因日亏。

煎方 甜北沙参、炒麦冬、肥玉竹、宣木瓜、生扁豆、生甘草。

寒伤卫阳，痰咳。

辨诸：脉沉细、形寒。

煎方　杏仁、苡仁各三钱、川桂枝五分、炙甘草四分、生姜一钱、大枣二枚。

温在气分，寤咳，寐安。

即辨诸：寤后始咳及右寸独大，知病在气分。

煎方　桑叶、贝母、沙参、杏仁、苡仁、知母、梨皮。

脾气不足，胆木乘之，累及于肺，患嗽。

辨诸：食减无味、大便溏泻，知脾虚；善嗔，知胆乘；此系损症。

加味四君子汤　参、术、苓、草，加桑叶、炒丹皮。（此症清润理肺，则脾藏愈削，必难幸免。）

下焦虚，冲任不摄，作嗽。

辨诸：服凉清肺火药，病更甚。

煎方　炒黑杞子、淡苁蓉、小茴香拌炒当归、沙苑子、石壳建莲、茯神。以紫石英煎汤代水。

欲萌未遂，肾中龙火暗动，煽肺成嗽。

煎方　人参、熟地、天冬、麦冬、茯神、五味子。（火动必暗耗精血，故立方如此。）

大肠嗽。

辨诸：与便溏、右脉弦同见。

煎方　生于术钱半、茯苓三钱、大枣肉三枚、赤石脂一钱、禹余粮二钱、姜汁四分。转方去石脂、禹粮加木瓜一钱、炙甘草五钱。

痰火久嗽。

海蛤丸　海浮石、蛤粉、栝蒌霜、桔梗、香附、橘红、风化硝、竹沥、姜汁蜜丸。

络瘀久嗽。

辨诸：与胁痛同见。

旋覆花汤加桃仁、柏子仁　旋覆花、新绛、青葱管。

肺劳久嗽。

辨诸：喘急，气不接续，色消夺，又畏风、怯冷、背寒、忽热，知营卫气乏，食纳已少，知胃伤，大便亦溏，知脾伤，忌滋润。

黄芪建中汤去姜四君子汤加南枣　上方：黄芪、白芍、桂枝、炙甘草、枣、饴糖。下方：参、术、苓、草。察证轮服。

老人饮邪，上泛久嗽。

证见：妨食。

苓桂术甘汤　即此四味，此外饮治脾也。如由下虚不摄水，泛饮多咳呛，宜内饮治肾法，用肾气丸。

忧郁成损，肺气受伤，久嗽。

辨诸：情志抑郁，内伤五脏，伤肺气则右卧咳甚、背寒、晨汗，伤肝血则经事日迟。

煎方　黄芪、桂枝、白芍、炙甘草、南枣、饴糖。（此建中法，虽见咳嗽不可再以清寒泄肺，已见食减，不可再以苦寒戕胃。）

阴损及阳，晨起必嗽。

辨诸：先咯血，知阴分早伤；气逆作嗽得食渐缓，知伤及阳位；阳位胃也。脉数，知损在胃阴。

煎方　川斛、茯神各三钱、北沙参、麦冬、南枣肉各钱半、生甘草三分、生扁豆、糯稻根须各五钱。

寒包热，咳嗽。

辨诸：声音渐窒、右寸脉独坚，知寒邪包里；肺俞、肺郁则热生。

麻杏石甘汤苇茎汤　先服上方：麻黄、杏仁、石膏、甘草。接服下方：苇茎、苡仁、桃仁、瓜瓣。

虚劳咳嗽。

证见：食减、便泻、汗出、损症已由上及中，最忌仍用清肺之剂。

煎方　地黄、蒸熟冬术、五味、芡实、湖莲、山药。

劳损咳嗽。

前因食少，用建中法气醇味甘者，宁土以益金，已经见效，今以长夏真气易泄，服此方以免反复。

异功散加味　人参、白术、茯苓、甘草、陈皮，加归、芪、姜、枣。

高年卫阳式微，外寒引动宿饮，上逆咳嗽。

辨诸：形寒。

煎方　杏仁、苡仁、茯苓各三钱、粗桂枝一钱、淡干姜钱半、炙甘草四分。（此温药和饮法。）

冲任不摄，咳嗽。

辨诸：与下焦虚弱诸证同见。

煎方　炒黑杞子、淡苁蓉、小茴香拌炒当归、沙苑子、石壳建莲、茯神。先以紫石英煎汤代水。（忌寒凉清火肺药。）

营虚卫亦弱，屡屡伤风咳嗽。

辨诸：产后得病未复，形寒、减食、经后背寒不热。

人参建中汤　人参、桂枝、白芍、炙甘草、生姜、大枣、饴糖。

秋燥逼迫，肾液无以上承，咳嗽。

辨诸：吸气艰、通大便，三、四日一更衣，脉细小。

开水调服方　牛乳、生白蜜、生姜汁和匀。并嚼食紫衣胡桃肉。

留邪干于肺系，咳嗽不已。

辨诸：在疟止后，与声音不扬同见。知病在肺；又纳食起居如常，知中下无病。

煎方　麻黄、杏仁、生甘草、射干、苡仁。

肝风煽肺，咳嗽十月。

辨诸：与巅胀、喉痹、脘痞证同见。

煎方　生牡蛎、青黛、阿胶、淡菜。

燥气上逼，气分受伤，咳呛。

煎方　大沙参、桑叶、玉竹、生甘草、甜梨皮。

病后肺胃阴伤，咳呛。

煎方　生扁豆、麦冬、玉竹、炒黄川贝、川斛。用白粳米汤代水。

胃虚咳呛。

辨诸：早晨未纳食时，为甚。

煎方　生扁豆、炒麦冬、大沙参、苡仁、橘红。

阴虚，风阳动，咳呛。

辨诸：晚则头晕，又与喉干同见。

煎方　细生地、川斛、天冬、小麦、茯神、阿胶。

下虚气不收摄，痰饮上泛，着枕咳呛。

辨诸：昔肥今瘦，脉沉弦，知有痰饮；忌清肺、降气、消痰。更忌滋阴助浊。

苓桂术甘汤附都气加胡桃　上方：即此四味，先治脾。下方：熟附、地黄、萸肉、山药、茯苓、丹皮、泽泻、北五味。再治肾。

肝肾阴虚不司收摄，冲脉气冲，咳呛频多。

证见：呕吐、涎沫又咽喉久痛，知阳气扰动无制。

煎方　熟地炭、女贞子、川石斛、茯苓、炒山药、芡实、湘莲肉。（体质不受温补者，此方为宜。案：可再加磁石。）

土败金枯，吐痰若黏涎，咳呛不已。

辨诸：因悲伤、思虑、内伤、吐血，今虽血止，脉软、形倦、不食。

煎方　生黄芪、炒白芍、炙甘草、饴糖、南枣。（此甘缓补中法。）

阴气下空，阳无所附，上触清府，咳呛、气促。

辨诸：平素多怒、善恐，肝肾并伤，又在大失血后。

煎方　熟地、山萸肉、五味子、咸秋石、青盐。

烟熏犯肺，呛逆。

证见：咽痛。

煎方　大沙参、桑叶、绿豆皮、灯芯、葳蕤、生甘草。（此轻扬清上法。）

肾气不摄，痰饮随地气而升，身动即喘。

辨诸：脉沉、短气，以息又动则阳化，由乎阴弱失纳。

煎方　熟地、淡附子、茯苓、车前、远志、补骨脂。

肾气失纳，肾液亦枯，身动即喘。

辨诸：老年晨起喉、舌干燥，入夜溲溺如淋、便难。

煎方　熟地、枸子、牛膝、巴戟肉、补骨脂、紫衣胡桃、青盐。（此辛润法，以肾液已枯且肾本恶燥也。）

少阴虚，浊阴上干，气喘。

证见：不得卧，辨诸：脉虚微。

煎方　人参、淡熟附子、猪胆汁。转方加淡干姜。

肾虚水亏，风动上实下虚，患喘。

辨诸：与耳聋、鸣响同见。知内风暗动。

丸方　砂仁、制熟地、萸肉、龟甲心、阿胶、牛膝、茯苓、远志、五味、磁石、秋石。蜜丸。

风温陷肺，肺痹喘急。

系未周岁儿，胆腑柔嫩，此证极险，须昼夜竖抱，勿令横卧。

煎方　桑白皮、地骨皮、苡仁、冬瓜仁、芦根汁、竹沥。（以前用苇茎汤，两通太阴气血，颇验，故仍以轻药入肺。）

胃虚阳升，喘急。

证见：痰多。辨诸：晨起未食病发，知竟夜不食；胃中虚馁，中无弹压。致阳气交升，此阴伤延及阳位也。

煎方　黄精、茯苓、三角胡麻、炙甘草。

肺痹，卧则喘急。

证见：痛引两胁。辨诸：舌色白，知病在气分；二便少，知肺气不通降。

苇茎汤　苇茎、生苡仁、桃仁、冬瓜子。

肾气失纳，身动即气促、喘急。

辨诸：吸气入艰而喘，与肺病之出气，不爽而喘异，又脉细尺垂。

丸方　熟地、萸肉、五味、补骨脂、胡桃肉、牛膝、茯苓、山药、芡实、湖莲肉、车前子。蜜丸。

下元根蒂薄，着枕气冲咳甚，行走气短、喘促。

丸方　水制熟地、五味子、湖莲、芡实、茯神、青盐。均研末。以羊内肾煮烂杵和为丸。

肾气不纳，咳喘。

辨诸：发在冬季，不得著枕眠卧，戌亥时，浊阴上干则病甚。

六味汤加味　熟地、萸肉、山药、茯苓、丹皮、泽泻。加附子、车前、补骨脂、胡桃、沉香。(此纳气归肾法。)

元海不主收摄，冲阳升举喘嗽。

辨诸：年已老病，于冬饮邪上泛，阻遏流行，喘嗽愈甚。

丸方　紫衣胡桃肉、又胡桃拌蒸晒炒补骨脂、盐水浸烘燥鹿茸、茯苓、苁蓉、远志肉、五味子、青盐、柏子霜。蜜丸。(不宜桂附八味者用此。)

肾阳虚，膀胱气化不通降，呛喘。

证见：不能卧，泛起白沫。

煎方　川桂枝、白芍、淡干姜、五味子、茯苓、炙甘草。(此开通膀胱法。)

受寒引动痰气，哮喘。

证见：不能着枕。

煎方　制麻黄五分、杏仁钱半、生姜捣五味一钱、川桂枝、淡干姜、白芍各一钱、茯苓三钱、炙甘草四分。

瘀血挟痰，哮喘。

证见：不卧。辨诸：失血后，胸中略爽。

苇茎汤加葶苈、大枣　苇茎、生苡仁、桃仁、冬瓜仁。

肾虚失纳，真气散越，冲急哮喘。

辨诸：每在遗精后发病。

煎方　龟腹板、人参、紫衣胡桃、五味子、黄柏、芡实、坎炁、金樱子膏。（此法导引入任脉阴海，以固之。）

肾气不纳，痰饮从气而上，发宿哮。

证见：坐不得卧，小溲频利，此病初起有外邪，久则伤本。

小青龙汤减味　麻黄、细辛、桂枝、白芍、干姜、甘草、半夏、五味、辛子。内去麻、辛。（此法开太阳之里，病发时服。）

肾气丸　附子、桂枝、熟地、萸肉、山药、茯苓、丹皮、泽泻。（此温纳肾气法，宿哮不发时服。）

因病致虚，宿哮频发。

辨诸：烦动火升面赤，知肾阴怯；因劳遇冷即发，知卫阳亦虚。非理肺疏气，理胃攻痰可治。

早服方　姜汁、制熟地、白芍、山药、丹皮、云苓、紫衣胡桃、秋石、泽泻。蜜丸。（此补纳肾气法，盖壮水纳气以益肾。荀子气充母气自强。）

午服方　人参、半夏、橘皮、茯苓、枳实、地栗粉、石斛。汤为丸。（此健中运湿法，盖培土以运痰，土旺则肺气亦充。两方于未发时服。）

气分在上结，阻表窒里亦气滞，喘胀。

辨诸：闻其声，呼出之气不利。

煎方　麻黄、杏仁、石膏、甘草、苡仁。（此开鬼门以取汗，开上法。）

湿热入肺，为喘；傅脾，为胀。

辨诸：舌绛、口渴、便不爽、溺短、浑浊、点滴，属湿热，面先肿，病起自上。经云：从上至下者，治其上。

煎方　去皮尖大杏仁十粒、去毛筋枇杷叶、生苡仁、茯苓皮各三钱、淡豆豉、飞滑石各钱半、黑山栀壳、白通草各一钱。急火煎。

噫嗳呃逆呕恶类

清阳不主旋转，食已嗳、噫、酸、浊、陈腐之气。

忌进腥腻。

煎方　土栝蒌皮、砂仁壳、荜拨、生益智仁、生姜。

木不条达，气郁不舒，作嗳。

辨诸：嗳则少宽。

逍遥散加减　柴胡、当归、白芍、白术、茯苓、甘草、煨姜、薄荷。内去白术加香附。

肝胆厥阳，由胃系上冲，嗳气秽浊。

所谓上升之气，自肝而出也。肝浊上泛故气秽。

煎方　川连、姜汁、半夏、橘红、桔梗、栝蒌皮、枳实。

肝气郁聚侮胃，嗳逆。

甚则汤食皆吐，病在上脘，辨诸：情怀忧劳，左胁内结，痞聚。

煎方　川楝子皮、半夏、川连、左牡蛎、淡吴萸、姜汁。（此苦降辛通法。以颇能纳谷，故不必参入补品。若阳明虚纳少，则又宜通补。）

厥阴犯胃，入谷则哕。

吴茱萸汤　吴茱萸、人参、云茯苓、炒白芍、淡干姜。（此泄肝救胃法。）

诸经气皆上逆，嗳气不展，状如呃忒。

病由频吐胃伤，证见：填胸、聚脘、舌干赤、脉搏劲。

煎方　枇杷叶、杏仁。煎汤。磨入桔梗汁、枳实汁。（以平昔不受辛香燥药，而肺主一身之气化，故用药如此。）

阳虚痰浊，阴凝上下，气机不相维续，呃忒。

辨诸：脉沉、舌白、滑腻。

煎方　茯苓、生白芍各三钱、淡附子、生草果仁各钱半、生厚朴一钱、生姜汁五分。（此流运中阳法。）

胃阳未醒，浊阴上干，为呃。

辨诸：舌白、苔厚。

煎方　人参、淡附子、淡干姜、丁香皮、茯苓、柿蒂、姜汁。

胃中虚冷，阴浊上干，呃逆。

辨诸：病由劳倦积伤、汗出、大便溏、脉歇止，系难愈之症。

煎方　人参、茯苓、生淡干姜、炒川椒、炒乌梅肉、钉头、代赭石。

肝风胆火上凌胃气，掀腾如沸，呃逆。

证见：沃以热汤不减，辨诸：呕吐、味带酸苦、脉左大右小。

紫金丹　牛黄、狗宝、冰片、鸦片烟各用六分、广木香二两为末、人乳。丸重五厘，金箔为衣，含化一丸，日三次。

胃气空乏，肝肠冲冒，时有呃逆。

辨诸：久乏谷气，又误汗伤津，误下伤液，致舌燥、无苔、前板齿干。

糜粥　先进此，使胃中得濡，厥阳不至上冒，可免神昏之虞。随后进复脉汤，汤为炙甘草、人参、生地、麦冬、阿胶、麻仁、桂枝、生姜、大枣。

肺气膹郁，频呃。

辨诸：呃至咽中不爽、面冷。

煎方　枇杷叶、香豆豉、炒贝母、白通草、射干、郁金。

肝浊犯胃，恶心。

辨诸：与舌白、涎沫泛溢同见。

煎方　吴萸七分、茯苓三钱、干姜一钱、南枣一枚、生姜汁三分。（此通阳泄浊法。）

肝气化热犯胃，恶心。

辨诸：口渴，知有热、痞闷，食入作胀，知犯胃。

煎方　人参、金石斛、麦冬、新会皮乌梅。（案方中人参乃潞党参，非辽参。）

误药脾胃阳伤，浊阴上干，呕恶、酸浊。

辨诸：多服芩、莲、知柏，沉阴苦寒而病，转变加此形状。

煎方　人参、生术、茯苓、益智仁、归身、肉桂、广皮、煨姜。

胃阴虚，久病呕逆。

辨诸：燥病误投，辛耗破气，致津液劫伤，大便艰通，知胃气不主，下行肠中，传送失司。

煎方　生地、人参、天冬、甜梨肉、生白蜜。

水谷气凝，清阳为窒，作呕。

辨诸：因食物不慎而起，舌苔白腻、口不渴饮。

煎方　公丁香柄、生益智仁、茯苓、厚朴、荜拨、生干姜。

气阻血凝，堵塞脘中，作呕。

辨诸：前用辛香解郁，呕出血饼，呕吐顿减。

煎方　青葱、桃仁、归尾、麻仁、郁李仁、冬葵子。

肝木失滋，阳气化风乘胃，为呕。

辨诸：与胁痛、心热、消渴、吐沫证同见。知为肝病。

煎方　细生地、阿胶、丹参、生牡蛎、小麦、南枣。（此咸苦入阴，和阳镇阳熄风法。佐麦、枣以和胃制肝，忌辛辣苦燥如沉、桂、萸、连。）

瘀尽，陈腐之气未净，间或作呕。

证见：嗳气。辨诸：本患瘀结脘中，用滑润通瘀，得黑粪，脘已舒。

开水泡饮方　鲜省头草五钱、再加入竹沥五钱。分作三次服。（此辛芳凉滑法。）

呕吐类　吐泻同病。
脘中瘀滞呕吐。

证见：吐皆涎沫，辨诸：素嗜火酒，曾呕瘀盈盆，渐成反胃妨食，又大便仍通，知结闭仅在脘中。

煎方　延胡索、生蒲黄、片子姜黄、桃仁。冲韭白汁、京墨汁。

中痞有痰食，已漾漾欲吐。

证见：咽阻、脉虚弦。

煎方　人参、吴茱萸、茯苓、半夏、广皮、姜汁。

胃虚肝乘，食过逾时，漾漾涌涎欲吐。

证见：脉濡涩。

煎方　旋覆花、代赭石、人参、半夏、茯苓、广皮。

胃阳大虚，闻谷干呕。

辨诸：脉虚无神、汗出振寒，证见：寒热者乃脾胃两虚，营卫本原薄弱，并非外邪。

煎方　人参、茯苓、炒半夏、陈皮、乌梅、姜汁。

肝肾虚，冲脉上逆。痛呕。

辨诸：久病，久则奇经诸脉交伤，冲脉动而诸脉皆动。

煎方　当归、杞子各二钱、淡苁蓉、炒沙苑各钱半、茯苓三钱、肉桂心五分。（此柔润温通法。）

肝肠犯胃，食入呕吐。

辨诸：与咽阻、吞酸、痞胀同见。

煎方　吴茱萸、川连、川楝子、杏仁、茯苓、半夏、厚朴。（此苦辛泄降法。）

肝逆，胃中不和，入呕吐。

辨诸：怒动而病。

温胆合左金去甘草、茯苓加姜汁　上方：陈皮、半夏、枳实、竹茹。下方：黄连、吴茱萸、生姜。

胃阳衰微，知饥，恶食，食入即吐。

辨诸：与肢浮、便溏、溺少、不渴饮、脉缓、右关弦同见。

煎方　人参、淡附子、淡干姜、茯苓、炒粳米、姜汁。（案此系老年噎膈反胃症之难愈者。）

肝强胃弱呕吐，完谷味带酸苦。

辨诸：脉左大右小，证见：呃逆、沃以热汤不减、不嗜汤饮。

紫金丹　牛黄、狗宝、鸦片、冰片各六分、广木香二两。上为末。人乳丸。重五厘，金箔为衣。含化一丸，日三次。（此开上关法。）

胃中无阳，浊阴腐壅，早食晚吐。

此反胃症，证见：先患胸胁时痛，知阳不旋转，又辨诸：脉濡缓无力。

煎方　吴萸、半夏、茯苓、荜拨、淡干姜。(此辛热宣通阳明法。)

胃中痰凝瘀阻，早食暮吐。

辨诸：初因劳伤胃痛，曾吐瘀浊胶黏，及大便不爽，知病在中下。

煎方　半夏、香豉、栝蒌皮、郁金、桃仁、姜汁、韭白汁。(另一案用半夏、枳实、桃仁、制大黄、韭白汁。)

胃阳乏极，早上水饮米粥，至晚吐出不化。

酉戌时，浊阴用事，升逆也。

煎方　吴茱萸、熟附子、良姜、茯苓、草果、川楝子。(此辛热开浊法，以服平肝理气不效，故进一层，用此方。)

阳气伤，行走劳力，即吐痰、水、食物。

辨诸：先病早食晚吐，用辛热宣通阳明药，浊开吐减。

吴茱萸理中汤　吴茱萸、人参、白术、干姜、炙甘草。

肝病犯胃，呕吐清涎。

辨诸：与头晕、肢麻痹、乳房痛同见。

丸方　人参、茯苓各二两、当归、生白芍、乌梅（蒸），各两半、川楝子一两、生桂枝木、盐水炒川连各七钱。共研末。水和丸。

肝逆乘胃，呕吐涎沫、黄水。

辨诸：气左升，腹膨吞酸，坐不得卧，知肝逆；暴咳不已，知更射肺。

安胃丸　附子、干姜、桂枝、乌梅、川椒各一两、青皮、广皮、黄柏、川楝子肉各二两、白芍三两、黄连五钱。体虚量加参，研末。椒、梅汤丸。

肝气逆乘，呕吐涎沫、黄水。

辨诸：气自左升，知肝逆；腹中膨满，知犯胃；暴咳不已，知过胃犯肺。

安蛔丸　人参、白术、干姜、茯苓、川椒、乌梅。（一名理中安蛔丸。与上条病同，而所用方异。）

胃蛋白酶亏，肝风震起乘犯，呕吐黄浊水液。

辨诸：因惊而起，又与胁痛入脘同见。

煎方　人参、茯苓、半夏、广皮白、麦冬、白粳米。（此养胃以息风法。胃汁充则风自息，不必定加风药也。）

163

凉气郁折生阳，吐呕黄浊甜水。

病已六、七年，辨诸：每发于新凉秋令，味甘、色黄，明是中焦，脾、胃主病。

丸方　半夏、淡干姜、杏仁、茯苓、厚朴、草蔻。姜汁和丸。（此辛以胜甘法。）

胃伤，肝风动，吐青、绿涎沫。

辨诸：初因阳维虚发寒热，经脉乏气，患身痛，误用羌、苏、柴、葛，辛散；芩、栀、枳、朴，苦寒乃致吐。

煎方　秋石拌人参、南枣肉、火麻仁各一钱、生地、阿胶各二钱、淮小麦百粒。

胃阳虚，肝风动，频呕吐青绿涎水。

辨诸：半产方。日神迷如寐，形状欲脱，又与脉小、舌白、左肢浮肿同见。

煎方　人参、淡附子、煨老姜、炒焦粳米。

下焦浊邪犯胃，吐黑绿苦水。

煎方　人参、茯苓、川椒、乌梅、紫石英、桑螵蛸。（徐灵胎云：桑螵蛸不切焙，初案海螵蛸能通肝络，桑字当是海字之误。）

肝风掀翻胃底，呕吐黄黑浊痰。

　　色带青黑，都从胃底肠中逆涌而出，知肝逆；冲脉动诸脉皆动也。

　　煎方　淡干姜、桂枝、川椒、乌梅、川连、细辛、茯苓。

下虚冲动，厥气伤胃，呕吐黑水。

　　辨诸：产频经愆，知下虚攻心；引胁及少腹，知冲动。

　　煎方　人参、茯苓块、炒半夏、降香、苏木、代赭石。

肝木犯胃，浊气厥逆，呕吐黑水。

　　黑乃胃底之水，辨诸：左脉弦大。

　　煎方　川连、金铃子、元胡索、山栀、半夏、橘红、桃仁。（此苦辛泄降，少佐通瘀法。）

肝瘀犯胃，呕吐清涎、血沫。

　　证见：滴水不能下咽、脘痛、坚突、捶背脊势略缓。

　　煎方　开口吴萸、金铃子、炒延胡、生香附、良姜、山楂。

胃阳伤，浊阴上干，呕酸、浊。

证见：右胁痛。辨诸：多服苦寒，痛加。改服辛甘温中，痛减。早上腹宽，暮夜气紧微硬。

煎方　人参、生白术、茯苓、肉桂、归身、益智、广皮、煨姜。

胃寒肝逆，呕酸不止。

辨诸：与舌粉白，心中寒同见。

煎方　炒黑附子、良姜、吴茱萸、川楝子、延胡索、云茯苓。

伏饮阻于肝络，厥逆作呕，呕尽方适。

辨诸：气冲偏左。

煎方　旋覆花二钱、代赭石、半夏、茯苓块各三钱、淡干姜一钱、泡淡吴萸八分。

阴气虚，阳气化风，肆横掀胃作吐，攻肠作泻。

煎方　人参、茯苓、半夏、白芍、煨姜、炒粳米。（此安胃以柔肝法。）

吐血类　附吐血便血同病

暑热泄气，胃弱冲逆，失血。

煎方　扁豆、茯苓、参三七、茜草。

阴虚阳升，失血。

　　六味地黄汤加减　地黄、萸肉、山药、茯苓、丹皮、泽泻。内去丹、泽加阿胶、淡菜。

阴虚劳伤，中气亦虚，失血。

　　辨诸：与形瘦、腹胀、食减、便溏证同见。脉左坚、右涩，法宜以中焦为急。

　　煎方　人参、茯苓、炙甘草、白芍、广皮、厚朴。

气火乘络，失血。

　　辨诸：病由奔驰而得。

　　煎方　苏子、降香、米仁、茯苓、丹皮、茺蔚子、桃仁、藕节汁。（此降气以导血归经法。）

中气弱，失血。

　　辨诸：饮食无味，脉大而空豁。

　　异功散　人参、白术、茯苓、甘草、陈皮。

劳形伤阳，失血。

　　辨诸：苦工力役。

　　小建中汤去姜　白芍、桂枝、大枣、炙甘草、饴糖。

肝急失血。

　　辨诸：胁痛

　　煎方　归尾、炒桃仁、柏子仁、炒丹皮、钩藤。

肺胃络伤，瘀滞，失血。

　　辨诸：胸前、附骨皆痛，又病由习武用力，逆气而得，与酒色内伤者不同。

　　煎方　苏子、米仁、茯苓、降香、南楂、桃仁、丹皮。冲韭汁。

感受暑邪，吐血。

　　辨诸：寒热、舌白、不渴，病名：暑瘵。系重症。

　　煎方　杏仁、苡仁、飞滑石、竹叶心、西瓜翠皮、青荷叶汁。

阴伤吐血。

　　辨诸：脉象细涩，又血来稍缓，犹撑持步履，且能纳谷，知阳明未败。

　　煎方　川斛、茯神各三钱、北沙参、三七各钱半、炒麦冬一钱、扁豆一两。

肝肾伤，吐血。

　　辨诸：血形沉着浓厚。

煎方　熟地炭、炒杞子、炒归身、牛膝炭、茯神、青铅、砂仁末。转方去牛膝、青铅加天冬、桂圆肉。

阴虚阳无依倚，血随气升，出自肝络吐血。

辨诸：色紫成块，先患阴精走泄。

煎方　人参、炒黑枣仁、炒白芍、炙甘草、青花龙骨、金箔。

络血离位，随气上逆，吐血瘀黑。

辨诸：阴弱体质，遇冬令过温，知气不潜藏；阳明脉动，知血随气逆。

煎方　生地、丹参、丹皮、降香、桃仁、牛膝、韭汁、童便。（此病忌止涩。）

瘀血壅阻气分，呕血紫滞。

证见：作痛。辨诸：由劳力得病。

煎方　归尾、桃仁、茺蔚子、延胡、南楂、漏芦、青葱。

龙相不靖，气火上升，络中之血随出。

辨诸：每下午戊亥时病发，吐时有声。

煎方　人参、熟地、五味、杞子、茯苓、牛膝、河车胶。呛逆有声加青铅；喉痒加阿胶；火升用秋石、女贞；便秘加盐苁蓉、柏子仁。

劳伤气逆，血随之上沸出于口。

辨诸：驰骑得病，知震动脉络；血随气逆，饮食起居如常，知非虚损。

煎方　枇杷叶、炒苏子、生苡仁、金石斛、炒桃仁、降香末。（此顺气导血循经，不必因血用沉降重药。）

胆火内动，络中血溢。

辨诸：在寅卯少阳旺时，又呕逆、骤泻，知犯胃、犯脾；少寐，知胆汁空乏；食减、无味，知土藏被克。

煎方　人参、白术、山药、扁豆、丹皮、炙甘草。（此补土疏木法。）

久损交节血溢。

即辨诸：交节病发，知为损症。

青铅六味汤加减　青铅、地黄、萸肉、山药、茯苓、丹皮、泽泻。内去萸，加炒牛膝、川斛。冲入热童便。

肝阳大升，气失下行，胃络血涌甚多。

辨诸：病由暴怒，证见：不饥、不纳，知为寒腻之药，伤胃所致。

　　煎方　川斛、炒苏子、炒山楂、山栀子、茯苓、郁金、丹参、降香汁。（此降气法。）

吐血后胃气虚。

　　病因伛偻拾物，致阳明脉络血升，辨诸：面色微黄、脉右部弱不应指，知不宜凉解妨胃。

　　煎方　秋石水拌烘人参、黄芪、阿胶、茯神、炙甘草、生白芍。

阴损吐血，延及中焦。

　　辨诸：脉左细涩，知阴损；食减、便溏，知下损及中；伤及脾胃。

　　煎方　熟地、炒山药、茯神、建莲、芡实、五味子。

肾水失固，木火上炎，痰中带血。

　　辨诸：年壮多欲致遗精、淋漓，惟胃纳不减，非即劳怯，但宜绝欲，乃可。

　　丸方　水制熟地、萸肉、山药、茯神、湖莲、远志、五味、黄柏、芡实、金樱膏丸。

肝肾精血伤延成损，痰中带血。

辨诸：交节必发，不能左卧，脉左细，知阴亏，肌瘦，脉右劲，知损及中。

煎方　人参、熟地、天冬、山药、女贞子、五味子。

气分热炽，痰中带血。

辨诸：上午偏多，知病在气分。

煎方　金石斛、大沙参、川贝母、冬桑叶、南花粉、肥知母。（此清肃肺胃气分法。）

志火动灼，络血上渗，痰血经年屡发。

辨诸：操持郁勃，知志火过动；纳食应酬如常，知非损怯。

煎方　丹皮、薄荷梗、菊花叶、黑栀、淡黄芩、生白芍、郁金、川贝。

络血随火升，气逆而上，大吐涎血。

辨诸：交春分前五日，肝木升旺之候，证见：惊恐，知神志失守。

煎方　苏子、降香、丹参、楂肉、桃仁、郁金、茯苓、黑栀皮。

温邪震络，咳痰带血。

辨诸：脉右大。

煎方　南沙参、石膏、桑白皮、山栀皮、杏仁、天花粉。

邪阻肺卫，咳出痰血。

辨诸：不时寒热、脉涩。

苇茎汤加杏仁、通草　苇茎、苡仁、桃仁、瓜瓣、杏仁、通草。

火气逼肺，咳呛痰血。

辨诸：以毒药熏疮而得，又证见：咽干、胸闷。

煎方　杏仁、绿豆皮、冬瓜子、苡仁各三钱、川贝钱半、马兜铃七分。

木火内燃，营液久耗，嗽痰带血。

辨知病由情志郁勃，左脉坚苰赢，知火郁阴伤；食少、右脉弱，知胃阴亦亏。

煎方　生地、川斛、北沙参、阿胶、麦冬、茯神。

胃有湿热胶痰，因肝冲逆，咳痰黏浊呕血。

辨诸：因怒而起，左胁痛、形盛、脉弦、目眦黄。

煎方　金斛、苏子、降香、桃仁、郁金、广皮、白生姜。六服后，接服海粉丸半勣。丸为蛤粉、蒌实、杏仁、广皮、紫苏、白术、土贝、紫菀、木香。蜜丸。

温邪上郁，咳呛见血。

  证见：目赤、头胀，知温邪上郁清空。

  煎方　连翘、黑山栀、草决明、桑叶、薄荷梗、荷叶边、花粉、苦丁茶。急火煎。

暑热，由肺传心，入营伤络，呛血。

  证见：喉中痒。辨诸：舌绛、脉小数。

  煎方　竹叶心、连翘心、元参、生地、赤豆皮、银花。

肝胆相火，扰动阳络，呛血。

  辨诸：色苍、能食、体禀木火，脘有积气，气火上扰，发于秋冬，火为寒燥之气所遏。

  煎丸方　金斛、山栀、郁金、丹参、川贝、苏子、茯苓、钩藤。接用生地、麦冬、玄参、知母、花粉、百部、桔梗、川贝。蜜丸。

胆火升逆，扰动阳络，咳逆，血随出。

  辨诸：自觉自左而上。

  煎方　生地、丹皮、泽兰、茯苓。调入降香末，冲入荷叶汁。

阴伤咯血。

辨诸：脉左坚，与右坚之震动胃络，伤在气分者异。

复脉汤加减　炙甘草、人参、桂枝、生地、阿胶、麦冬、麻仁、生姜、大枣。内去参、桂、姜加白芍。

胃阴伤，咯血。

辨诸：色黄、脉小数、右空大、饮食渐减，用建中旬日颇安，沐浴气动，血咳复至。

金匮麦门冬汤去半夏　人参、麦冬、甘草、大枣、粳米。

劳伤嗽血。

煎方　生黄芪皮、茯苓、黄精、南枣各三钱、炙黑甘草五分。

肝胆气火上逆，嗽血。

辨诸：经停又前患胸脘胀闷，服苦辛泄降得舒。

煎方　南山楂、桃仁、黑山栀、丹皮、橘叶、降香末、老韭白汁。（案：停经咳嗽失血，今医皆称为虚劳，而用滋补，卒之留瘀为患，真成劳矣。）

虚损阴精，不主上奉，阳气独自升降，咳嗽失血。

辨诸：与四、五年肛漏未愈，同见。

膏方 生芪、黄精、诃肉、白芨、苡仁、南枣。淡水熬膏，不用蜜收。参汤调服。（此病因见血投凉，见嗽理肺至胃困食减，故用补中法。）

倒经咳嗽，失血。

辨诸：十七岁天癸不止，此系重症，治法先以顺气导血。

煎方 苏子、降香末、郁金、钩藤、丹皮、黑山栀、炒山香。

湿郁化热，阳明络损，咳嗽血溢。

辨诸：居处水咸、土潮及目黄、面亮且病已多年，知非虚症，故能延久。

煎方 杏仁、米仁、赤茯苓、厚朴、绵茵陈、块滑石。

肝病，经来血止。

即辨诸：经来血止，知素来吐血，系肝郁气逆疏泄失常，因而倒经。

煎方 当归、炒延胡、炒楂肉、泽兰、桃仁、茯苓。

咸寒伤血，上下皆溢。

辨诸：寒体嗜蟹得病。

理中汤　人参、白术、干姜、炙甘草。

胃腑阳络，脾脏阴络，同伤，上下失血。

证见：当午火升烦嗽，知血去阴伤；食少，知胃伤。忌用柔腻。

煎方　人参、白术、茯苓、炙甘草、山药、扁豆、白芍。(此镇补中州法。)

酒毒内燔，吐血甚多，越数日，又大便下瘀。

煎方　金石斛、丹参、起花丹皮、稽豆皮、地骨皮、云茯苓、黑山栀。原案云：酒先入肝胆，次及胃络，故从一藏一府治，忌用腻滞。

咽喉颈项类　咽喉　颈项　瘰疬

肝气逆犯胃，气撑至咽。

证见：脘痛、腹鸣。

煎方　川楝子、桂枝木、淡干姜、川椒、生白芍、吴萸、乌梅、茯苓。

肺中气不下降，咽中时痹。

证见：不妨食物又大便干燥、消渴、心热，皆气郁为热，并非实火。

煎方　枇杷叶、马兜铃、川贝母、杜苏子、茯苓、蜜炙橘红。

胃热传肺，寐则成噎，阻咽。

辨诸：平昔嗜饮、久咳音嘶，右寸脉独搏。

煎方　黑山栀、香淡豉、栝蒌皮、石膏、郁金。（此微苦微辛开泄上痹法。）

阴精失涵，阳不和平，咽燥喜凉饮。

辨诸：肠红三载不已，与腰酸、脘痹、肛热若火烙同见。

煎方　熟地炭、白芍、当归、地榆炭、龟胶、知母、黄柏。猪脊髓丸。（此用虎潜法。）

胃阴不升，但有阳气薰蒸，咽燥。

咽属胃，证见：肢肌麻木、不成寐、气冲、心悸、震动如惊，如胃虚肝乘。

煎方　人参、茯苓、枣仁、知母、竹茹、半夏、黄色秫米。（此通摄并用，两和肝胃法。）

风温化燥，咽干。

证见：热咳。

煎方　南沙参、桑叶各一钱、玉竹三钱、生甘草五分、甜水梨皮二两。（徐灵胎谓：玉竹能滞肺气。案：可以花粉、象贝易之。）

阴涸于下，龙相上腾，咽痛。

辨诸：服清咽药反加泄泻、肉腠消烁殆尽、下身易冷，此损怯末传之症。

猪肤汤　猪肤、白蜜、白粉。（此甘凉益坎法，因服此有情之属见效，可进一步接服下方。案：是症重者，喉间糜腐而痛，亦服此汤。）

接服丸方　牛骨髓、羊骨髓、猪骨髓、糜角胶各四两。用建莲肉五两、芡实二两。同捣丸。

燥火上郁，咽痛。

证兼龈胀。

煎方　薄荷梗、桔梗、黑栀皮、绿豆衣、连翘壳、生甘草。

阴火上冲，喉痹。

滋肾丸　黄柏、知母。稍佐肉桂，饭杵为丸。

情志郁勃，阴火上灼，喉痹。

辨诸：年逾及笄，标梅愆期，此病速嫁，再服药即见效。

煎方　夏枯草、川贝母、连翘心、钩藤、江西神曲、茯苓。(此开郁散结法。)

痰饮挟燥，气火不降，喉中痒。

证见：作咳。

煎方　杏仁、花粉、茯苓、象贝母、橘红、半夏曲。

风湿化热，劫烁胃津，喉间燥痒。

证见：干呛。

金匮麦门冬汤　麦冬、人参、半夏、甘草、大枣、粳米。(此清养胃阴，补土生金法。)

津液无以上供，夜卧喉间干燥。

复脉汤去参、姜、桂加青甘蔗浆　炙甘草、麻仁、生地、阿胶、麦冬、大枣、青甘蔗。

水不涵木，肝阳升，喉蛾交夏复发。

夏季阴伏于里，阳泄上浮也。辨诸：形瘦、脉数又鼻塞，知火升。

煎方　生地、天冬、白芍、丹参、黑豆皮、银花、丹皮、石决明、阿胶。

精损，阴气无以上承，浮阳上灼，咽喉痛痹、喉宣。

证见：嗽喘，知元海不纳，冲气上冲。

煎方　人参、茯苓、芡实、湘莲、胡桃、秋石、五味子、坎炁。

肝胆风火上升，咽喉痛、肿、阻痹。

证见：水谷难下，辨诸：情志郁勃及颈项结瘿。

煎方　鲜枇杷叶、射干、牛蒡子、苏子、大杏仁、紫降香。（此清肺以平肝法，金能制木也。）

阴浊自下犯上，喉如刀刺。

肾脉循喉也，辨诸：发厥。由腰脊而升，肢冷、吐沫。（案：喉痛有下寒症，不定发厥。）

煎方　炮附子、淡干姜、胡卢巴、川椒、半夏、茯苓、生姜汁。（此通阳泄浊法。）

湿邪干肺，咽喉暴痛。

辨诸：时令梅雨滂沱，又痛止、纳食无碍，知病不在咽；咽水则呛，兼吐沫，知痹阻在喉。喉属肺，咽属肾。

煎方　枇杷叶、马兜铃、通草、射干、茯苓、米仁。

181

肝肾阴亏，阳气扰动无制，咽喉久痛。

少阴、厥阴脉皆循喉，证见。咳呛频多、呕吐涎沫，知动冲脉。

煎方 熟地炭、川石斛、女贞子、茯苓、炒山药、芡实、莲子。（此病忌用肺药清润伤胃。）

气郁颈结痰核。

煎方 夏枯草、生香附、丹皮、山栀、连翘、郁金、赤芍、橘红。

风热内闭，项后肿。

煎方 竹叶、滑石、芦根、牛蒡、马勃、薄荷叶、黑山栀、连翘、川贝、生甘草。

督脉不摄，项强。

辨诸：冲气从背而上攻，痛系督病，治在肾，与从腹而上系冲任病，治在肝胃异，又腰重、头痛、难转侧。

煎方 炒出汗川椒三分、桂枝、川附子、生白术、生远志各一钱、茯苓钱半。（此先通其阳法。）

郁伤气血，经脉流行失司，颈项左右筋肿。

证见：痛连背部，辨诸：由嗔忿、失血得病。

煎方　小生香附、夏枯草、鲜菊叶、薄荷梗、黑山栀、钩藤、丹皮、郁金。

痰气凝滞，颈项结核。

丸方　夏枯草三两、牡蛎、茯苓、炒半夏各二两、泽泻、厚朴、神曲各两半、橘红一两。另以生香附一两水磨汁泛丸。

少阳气火上升，气血因热，郁结瘰疬。

证见：寒热、心躁若裂、经水渐少、纳减，已有热炽血干之势。

煎方　生鳖甲、牡丹皮、川贝母、生香附、生谷芽、夏枯草花。（此症纳谷大减忌用苦寒滋腻。）

香岩径卷下

吴郡陆晋笙先生选

陆成一培初　吴霞赤廷标　陆瞀一培善同编辑

肩背类　肩胛　背　脊　心背同病　脘背同病　背胁同病

阳明脉衰，肩胛痛。

辨诸：筋缓又不举亦痛，知属虚，非有外风。

煎方　生黄芪、于术、当归、防风根、姜黄、桑枝。

阳明气衰，厥阴风动，右肩麻痛。

辨诸：与头眩目昏、胁下有聚气同见。

丸方　枸杞子、嫩黄芪皮四两、归身、去刺制白蒺各三两、生研羚羊角、煨胡天麻各二两。研末。以菊花二两、桑枝四两。熬汁丸。

阳明络虚，表疏内风暗动，右肩胛麻木。

证见：下及手指。

玉屏风散加味　黄芪、防风、白术。加当归、桑叶、天麻。

温病后，津液未复，阳明脉络不旺，骨酸背楚。

  丸方 生黄芪、鲜生地、北沙参、玉竹、麦冬、归身。蜜丸。（案：此方宜改丸为膏滋方。）

木火上升致肺不肃降，背俞䐜胀。

  辨诸：情志郁勃、脉左大弦数，又与头目如蒙证同见。

  煎方 羚羊角、夏枯草、青菊叶、栝蒌皮、杏仁、香附、连翘、黑山栀。（此清上法。）

藏阴内乏，阳气独升，热起背脊。

  证见：直至颠顶又眩晕、汗出，知阳不潜藏，变化内风扰动虚灵。

  丸方 熟地、萸肉、天门冬、茯神、琐阳、龟板、湘莲、磁石、五味子、青盐末。以猪脊筋捣烂和蜜丸。热酒送。

阳虚邪袭，背寒。

  辨诸：与舌苔粉白，知饥食无味同见。

  煎方 白术、厚朴、桂枝、附子、茯苓、草果仁。转方去茯苓加人参、炙甘草、生姜。

阳伤背寒。

辨诸：色白、肌柔、素禀气分不足，又感冒、风温患咳、妄用羌、防辛温膏，知沉寒药误致伤。

小建中汤　白芍、桂枝、生姜、大枣、炙甘草、饴糖。

饮邪盛背寒。

辨诸：脉弦又入夜着枕即呛，气冲必欲起坐，以饮属阴邪也。

煎方　半夏、茯苓、桂枝、白芍、干姜、五味子、炙甘草。

饮邪留于肺卫，背寒。

辨诸：与咳逆同见。知饮邪上逆，肺气失降。

煎方　鲜枇杷叶、杏仁、茯苓、半夏、橘红、生姜。（另一案，遇冷即发，知阳虚，用桂苓甘味汤。即桂枝、茯苓、炙甘草、五味子。）

中虚，经后即背寒不热。

辨诸：谷减又产后屡屡若伤风咳嗽，知脾胃不调，营卫亦不和。

人参建中汤　人参、桂枝、白芍、炙甘草、生姜、大枣、饴糖。

肺疟，寒从背起。

辨诸：与咳嗽同见。知邪在肺；舌白、渴饮，知邪在气分。

桂枝白虎汤加味　桂枝、石膏、知母、甘草、粳米。加苦杏仁。

邪伏厥阴，疟发犯及阳明，寒自背起。

辨诸：冲气由脐下而升，呕吐清涎、饥不能食、舌白形寒。

煎方　人参、半夏、广皮白、川椒、乌梅、附子、生干姜、生姜汁。

少阴之阳不营，太阳疟发，背冷。

背属膀胱经，肾与膀胱，一脏一腑，相为表里，知非冷起四肢之脾疟。

人参桂枝汤加味　人参、桂枝、白芍、炙甘草、生姜、大枣。加熟附子。

阳脉衰，恶寒，背特甚。

丸方　鹿茸、鹿角霜、人参、炒当归、炙甘草、官桂、鳖甲。煎丸。（案：寒自内生，参与肉桂同用以温补，寒自外感，宜参与柴胡同用，以温托。）

中阳困顿，浊阴凝冱，胃痛彻背。

辨诸：午后为甚，阴气用事也，不嗜饮食，胃阳惫也。

煎方　半夏、薤白各三钱、茯苓五钱、干姜一钱、桂五分。

寒饮伏于经络，背寒、背痛映心。

辨诸：与短气、脘痞、泻出黄沫同见。

煎方　炮黑川乌、炒黑蜀漆、生白术、茯苓、川桂枝、厚朴。

肾液不营，肝风鸱张，脊背不舒。

辨诸：与遗泄、便涩同见。及交节病变，目泛、舌强。

煎方　咸苁蓉八钱、熟地五钱、杞子、石斛各三钱、麦冬二钱、云苓钱半、生沙苑、石菖蒲各一钱、远志肉四分。饮子煎法。

肝气厥逆，犯胃捶背，脊病势略缓。

辨诸：胃脘痛、高突而坚、呕清涎、血沫、水不下咽、肢冷、肌麻。

煎方　开口吴萸、金铃子、炒延胡、生香附、高良姜、南山楂。

肾藏真气不摄，背脊酸楚。

藏脉附背，督脉行身之背，辨诸：与腰酸、唾中有血、吸气少入、寐泄魄汗同见。

煎方　水制熟地、蜜炙五味、女贞子、茯神、川斛、炒山药、芡实、湖莲。（此病不宜嗔怒，再动肝阳劫烁脂液，春木日旺调之非易。）

肾虚，督脉不司约束，脊背上下引痛。

辨诸：痰沫味咸、心中温温液液，知肾虚寒水上泛。

真武汤　白术、茯苓、熟附子、生姜、白芍。

肾虚，背痛，脊高突。

煎方　生毛鹿角片、杞子各三钱、鹿角霜、生杜仲、茯苓各钱半、归身、沙苑子各一钱。调入青盐三分。

肾精肝血受戕，筋骨损伤，背椎六、七节骨形凸出。

辨诸：与盗汗、梦遗、足痿、右腰牵绊同见。

煎方　人参、鹿茸各二钱、炒黑舶茴香、当归各一钱、炒黑杞子三钱、紫衣胡桃肉、生雄羊内肾各二枚。（忌桂、附刚燥，知柏沉苦。）

阴虚脊骨生热。

系精走淋浊症，见此证。

丸方　龟腹甲、鹿角胶、归身、五味、秋石、芡实、覆盆子、金樱膏。丸。（此就全症立方，内龟、鹿、五味同用，可治脊热。）

血海渐涸，膂脊常痛。

辨诸：经事愆期又入暮病剧，天晓安然，知损在肝肾；至阴发热、无汗，是阴病，不得有汗。

煎方　炙甘草、阿胶、细生地、生白芍、麦冬、牡蛎。

虚阳不潜，心背皆热。

辨诸：汗出，知阳气外越；食纳顿减，知胃气亦弱。又往时每以通补阳明，兼和厥阴得效。

煎方　人参、半夏、茯苓、炙甘草、牡蛎、小麦、南枣。（此通补和阳法，不宜见热投凉。）

肝络气痹，前后心背，板掣。

辨诸：病由嗔郁，气逆身痛，服疏气药痛缓，夜深复炽，脉左数。

煎方　金铃子、延胡索、桃仁、归须、郁金、白蔻仁。

脾络寒厥，心痛引背。

　　辨诸：与口涌清涎、肢冷、气寒脘中证同见。

　　煎方　高良姜片、姜黄、生苍术、公丁香柄、草果仁、厚朴。

阳明之阳困惫，胸胀引背。

　　辨诸：动怒必发，知胃弱不胜肝侮也。

　　煎方　人参、茯苓、熟半夏。调入生白蜜、冲入生姜汁。

经营伤营，心痛引背。

　　辨诸：误用附子，痛更甚。

　　茯苓桂枝汤去芍　桂枝、白芍、生姜、大枣、炙甘草、茯苓。（案：金匮治气分虚寒，心痛彻背，背痛彻心，用乌头附子之辛热。）

下焦真阴亏，渐及阳位，背寒心热。

　　证见：天明汗出乃凉，辨诸：产后两三月，若此知二气因虚交乘。

　　煎方　人参、炒生地、麦冬、白芍、炒乌梅、炙甘草。（此酸甘益阴和阳法。转方去白芍，乌梅加桂枝、茯苓、南枣、阿胶。）

　　丸方　水制熟地、人参、阿胶、萸肉、远志炭、山药、茯神、建莲、乌骨鸡膏。丸。（前以谷减，难用沉腻伤胃，今已加餐。惟经未转，可服此丸。）

精气内夺，神魂失附，肾虚气攻于背，肝虚热触于心。

　　煎方　熟地、萸肉、杞子、淡菜、五味、龙骨、牡蛎。（此重以镇怯，厚以填下法。）

脾肾阳虚，痰饮内聚，背寒心悸如坠。

　　辨诸：脉沉又形盛者，气衰。

　　煎方　人参、淡附子、干姜、茯苓、生于术、生白芍。（此温通补阳法。）

营热气泄，心烦、脊热。

　　辨诸：与汗出、两寸脉大同见。

　　竹叶地黄汤　竹叶心、鲜生地、炒麦冬、川石斛、茯神、建莲肉。

志火蒸痰阻气，脘中窄隘不舒，胀及背部。

　　辨诸：情怀悒郁。

　　煎方　鲜枇杷叶、杏仁、栝蒌皮、郁金、半夏、茯苓、姜汁、竹沥。（此治肺以展气化法。以病机在上焦，清阳欲结也。）

恺郁致伤，病久入络，脘痛引及背胁。

证兼肩臂不举，由茹素数载，阳明亦虚馁矣。

煎方　归须、柏子仁、桃仁、桂枝木、生鹿角片、姜黄。

阳明脉络日衰，背发冷、右胁酸痛。

早服琼玉膏　人参、地黄、茯苓、白蜜、臞仙。加琥珀、沉香。

晚服煎方　大沙参、枇杷叶、苡仁、茯苓、桑叶、降香、郁金、苏子。（以左卧即频蒸热、灼而不口渴饮水，知肝逆络痹故，间进此方。）

胸膈类　胸膈　胸脘同病　胸胁同病　胸腹同病
阳气微弱，胸痹。

苓桂术甘汤　茯苓、桂枝、白术、甘草。

秋暑内烁，气分受伤，胸痹。

辨诸：秋暑甚酷，喜得冷饮，脉右小弱。

煎方　杏仁、石膏、知母、半夏、厚朴、生姜汁。

痰饮凝冱，气机不利，胸痹。

辨诸：面色鲜明、吞酸、脉弦。

煎方　半夏、茯苓、厚朴、杏仁、薤白、姜汁。

193

浊阴上泛，阳不旋运，胸痹如闷。

辨诸：与呕吐、咳逆、大便溏泄同见。

煎方　一味半夏煎汤。和入生姜汁。

寒湿郁痹，清阳少旋，胸闷。

证见：短气咳甚、呕吐饮食，辨诸：便溏、泻、脉沉。

小半夏汤再加姜汁　半夏、生姜。

误下，热陷于里，成结胸，胸满。

辨诸：身反不大热，又短气烦躁，知邪热内扰神明。

煎方　川连、黄芩、半夏、枳实、炮淡干姜、生姜。（此泻心法。）

肝气逆行，郁结于胃，膈胀。

辨诸：平素情志不遂，又与呕吐同见。开怀谈笑可解，忌用凝滞血药。

煎方　延胡索、川楝子、苏梗、乌药、香附、红豆蔻。

病久入血络，胸痹引痛。

煎方　延胡索、川楝子、炒桃仁、木防己、川桂枝、青葱管。

营阴大虚，肝风渐起，胸痞隐痛。

辨诸：舌光如镜，知阴虚；又与面色青晦同见。知风动上浮。

煎方　生地、天冬、麦冬、麻仁、生牡蛎、阿胶。

浊涎结聚，胸中痹痛。

煎方　去白衣鲜薤白炒焦、栝蒌仁、熟半夏、茯苓各三钱、川桂枝一钱。冲入生姜汁四分。

气阻胸痛。

煎方　鲜枇杷叶、杏仁、桔梗、半夏、橘红、姜汁。

清阳失展，胸痹，胸前附骨板痛。

甚至呼吸不通，必捶背稍缓。

煎方　半夏、薤白、川桂枝尖、生姜。加白酒同煎。（此辛滑通阳法。）

中阳虚生痰饮，久患胸右有形。

辨诸：与畏风怕冷、卧则咳呛痰沫等证同见。

苓桂术甘汤　茯苓、白术、桂枝、炙甘草。（治痰饮须辨饮食，食少已极宜治中宫之阳，故用此方。）

肺热，气失清肃，偏右胸高。

辨诸：稚年纯阳体质，多热病又呼气不利，知肺病。忌服苦寒、沉降、滋腻、呆滞。

煎方　薄荷、桑叶、米仁、茯苓、郁金、淡竹叶、鲜石菖蒲。（此病抱持勿卧，令上气下行为顺。）

五液内耗，阳少制伏，自觉心胸间内火燎燔。

病为久咳，身动即气喘，并非实火。

煎方　北沙参、炒麦冬、川石斛、天花粉、白扁豆、抱木茯神。

内风不熄，胸间时时闪烁欲动。

证兼神色欠安，常有惊悸，夜不得寐，病机偏重在心。

煎方　生地、天冬、麦冬、丹参、元参、茯神、枣仁、远志、桔梗、菖蒲、朱砂。（此补心阴以息风法。）

感受痧秽，胸脘痞胀。

辨诸：时在夏令，天暖气蒸，地处秽浊。

煎方　藿香梗、白蔻仁、橘红、桔梗、杏仁、郁金、降香、厚朴。

湿热，脚气上攻，胸脘满胀。

证见：呕逆。辨诸：先患脚病，凡湿上甚为热，宜辛通苦泄，寒胜先平在土之满胀。

煎方　川连、黄芩、枳实、半夏、杏仁、姜汁。（此泻心法。徐灵胎谓：宜再加槟榔汁。）

清阳失旷，气机不降，胸脘痹痛。

辨诸：与欲呕、便结、脉弦同见。久延能成噎膈。

煎方　薤白、半夏、杏仁各三钱、厚朴一钱、枳实五分、生姜汁七分。

胃阳伤，胸脘痛。

辨诸：素劳力，知气泄伤阳；既病得食痛缓，知非质滞停蓄；误服攻痰破气，致食不甘，欲呕，知胃大伤。

煎方　人参、茯苓、桂枝、炙甘草、煨姜、南枣。（此辛甘温补法。）

阳气化风，上蒸胸胁，微痛。

辨诸：痛在失血后，知络伤阴亏，又与头中微晕、脉左关前，动跃浮坚同见。知风阳上越。

煎方　鲜生地、川石斛、麦冬、元参心、知母、地骨皮。

胆络失于宣通，右胸似痞，左胁中刺痛。

辨诸：吐血症误投阴柔滋养之药，而转变致此。

煎方　归须、桃仁、柏子仁、丹皮、泽兰、降香末。（此辛润宣络法。转方去降香末、泽兰加黑山栀皮。）

痰饮内聚，胸满腹胀。

证见：喘不得卧，小水不利。辨诸：形盛、面亮、脉沉弦。

煎方　桂枝、半夏、干姜、五味、杏仁、石膏、茯苓、白芍。

温邪入肺传膻中，无出路，胸突腹大。

辨诸：由咳喘而呛血，而神志昏迷，胀闷欲绝。

紫雪丹　黄金、寒水石、石膏、滑石、磁石、升麻、玄参、甘草、犀角、羚羊角、沉香、木香、丁香、朴硝、硝石、辰砂、麝香。

心坎类　心坎　惊悸　懊憹嘈杂
阳明脉虚，内风闪烁，心中空洞

辨诸：在霍乱后，泄泻已缓，及肢节痿弱。

异功散加减　人参、白术、茯苓、甘草、陈皮。内去参、术加乌梅、木瓜、白芍。

阴耗阳亢，心中愦愦不知何由。

证见：气撑至咽，辨诸：左脉弦。

煎方　九孔、石决明一具、钩藤一两、鲜生地、抱木茯神各三钱、桑叶钱半、黄甘菊、橘红各一钱、羚羊角八分。

郁气，心下痞结。

证见：形象渐大，按之坚硬，辨诸：情怀不畅，向多悲泣。

煎方　川连、干姜、半夏、茯苓、连皮瓜蒌、生姜汁。（此苦辛泄降法。治气分之结。如病久入络，此方不应，须用辛香流通。）

清阳少旋，支脉结饮，当心似阻。

辨诸：昔形壮今渐瘦，舌黄不渴、脉右弦，又辛着则咳，痰出稍安。

煎方　鲜薤白、川桂枝、瓜蒌皮、半夏、茯苓、姜汁。（此通上焦之阳法。）

阳微浊锢，心下胃口若物阻呆滞。

辨诸：不渴、不思饮、脉弦，忌用滋阴，以适为阴浊树帜也。

大半夏汤加炒黑川椒　半夏、人参、白蜜。

阳明燥热，液虚风阳上逆，自觉心中填塞。

辨诸：与喉舌干涸、不饥、不纳证同见。

煎方　羚羊角、连翘、丹皮、黑山栀、青菊叶、元参、花粉、天麻。（案可加冲甘味诸汁。）

血少阴虚，木中风火上行，气上撞心。

煎方　细生地、天冬、女贞、萸肉、茯神、建莲、赤金箔。

心液耗，自觉心中不舒，热气熏灼酸楚。

复脉汤　炙甘草、人参、生地、麦冬、阿胶、生白芍、麻仁、鸡子黄。（案原方有桂枝、生姜、大枣而无鸡子黄，系加减用之者。）

营伤心辣

辨诸：纳食无味，知胃阳亦馁。

煎方　人参、熟术、茯神、广皮、归身、炒白芍、木瓜、炙甘草。（此调中法。因胃阳已弱，故用药如此，否则但养心营可矣。）

五液交枯，肝阳上扰，心中热辣。

辨诸：血虚体质年老，时交春令，值地气主升之候，人身应之。

煎方　生地、生白芍、天冬、茯神、小黑稽豆皮、阿胶。

心阳亢，心中烦热，易䐜。

辨诸：头上汗，泄汗止烦，热自安。

煎方　生地、淮小麦、柏子仁、茯神、炙甘草、辰砂、南枣。

肝火由胃络上升，心热。

辨诸：寤多寐少，知阳不下潜；不饥、不知味、恶食，知胃气不降；舌干、龈胀，知液少风生。

煎方　北沙参、麦冬、知母、新会皮、乌梅肉。冲新谷露。

阴液枯槁，阳气独升，心热。

辨诸：警惕、倏热、汗泄。

复脉汤加减　炙甘草、人参、生地、阿胶、麦冬、桂枝、麻仁、生姜、大枣。去姜、桂加牡蛎。（案姜、桂辛热，牡蛎寒涩，一加减用意大异。）

热劫阴液，心中烦热。

辨诸：正值经来而热渴不已，知非徒清肺气所能愈。

煎方 炙甘草、生地、阿胶、麦冬、枣仁、蔗浆。

液虚肝风化火扰胃，心中干燥如焚。

辨诸：向病每以温肾凉肝获效，及交春目病，现兼呕吐。

煎方 北沙参、麦冬、小麦、生白芍、阿胶、南枣。

热邪深入厥阴，心中疼热。

辨诸：与发厥、耳聋、自利同见。

煎方 川连、黄芩、郁金、连翘心、秦皮、石菖蒲汁。

肺痹，心下痞结，微痛。

辨诸：汗少、喘缓，知为肺病；舌白、渴饮，知在气分。

煎方 生牡蛎、黄芩、川桂枝、花粉、炒黑蜀漆、生姜汁。（此软坚开痹法。以非关误下结胸，故不宜陷胸等法。）

营液内耗，阳气冲突，心中刺痛。

辨诸：新产又在用酸味泄肝，以降胃气，因得大便后，与汗大出同见。

煎方　人参、生地、阿胶、麦冬、生白芍、炙甘草。

胃伤痞结，心下坚实，按之痛。

辨诸：喘急不得进食、舌白、烦渴、二便涩少。

煎方　姜汁炒川连、泡淡黄芩、枳实、半夏、生淡干姜、生姜汁。

湿热阻气，心中触手作痛。

辨诸：与便溏、舌白，烦躁证同见。

煎方　川连、淡黄芩、干姜、半夏、人参、枳实。（此泻心法。以开内闭。）

郁伤心痛

辨诸：有隐情曲意，蓄结不得伸证，兼筋胀。

煎方　薄荷、生香附、郁蕤薆、丹皮、钩藤、广皮、茯苓。

胃虚，肝乘气冲心痛。

证见：舌白，辨诸：与嗳噫、味酸、呕吐涎沫证同见。

旋覆代赭汤　旋覆花、代赭石、人参、茯苓、半夏、粳米、生姜汁。

营虚心痛

辨诸：得食痛缓。

煎方　柏子仁、当归身、桃仁、炒黑芝麻、桂圆肉。

失血营伤，前后心痛。

辨诸：形瘦、色枯、脉濡。

归芪建中汤去姜　当归、黄芪、桂枝、白芍、生姜、大枣、炙甘草、饴糖。

络脉凝瘀蕴热与水谷之气交蒸，心下痛。

证见：年余屡发，痛缓能食，辨诸：渐渐目黄、溺赤。

煎方　金铃子、延胡索、柴胡、黄芩、黑山栀、枳实、半夏、谷芽。

肝肾虚，无以收纳自固，气冲心下痛。

辨诸：气从足心涌泉穴，经小腹中直冲胸臆，并颠晕神迷，寐必魂飞。

煎方　人参、炒黑杞子各二钱、龙齿、枣仁、茯神各三钱、黑壳建莲五钱、捣碎紫石英一两。

肝阳直犯胃络，心下痛。

辨诸：老年郁勃。

　　煎方　金铃子、延胡索、黑山栀、炒香淡豆豉。

情志内郁，心痛如绞。

　　煎方　柏子仁、炒桃仁、小胡麻、延胡、炒丹皮、钩藤。

肝肾虚损，起居如惊。

　　肾主恐也，辨诸：跗踵乏力登高。

　　丸方　鹿角胶、归身、枸杞子、杜仲、淡苁蓉、巴戟肉、白石英、紫石英。以羊内肾煮烂杵丸。

骤惊肝胆，阴动心悸。

　　煎方　生地五钱、龙骨、牡蛎各三钱、萸肉、五味子各一钱、真金箔三张。（此收固摄肝法。）

痰火心悸震动，似乎懊憹。

　　丸方　半夏、川连、石菖蒲、蛤粉、枳实、茯苓、川郁金、橘红。为末，竹沥、姜汁泛丸。（此宣通郁遏法。）

液亏阳亢心嘈。

　　证兼喉呛，辨诸：阴亏体质身怀孕妊，知血液仅仅养胎，当此春阳升举，因而阳亢，故见上焦燥证。

　　煎方　鲜生地、川斛、茯神、白扁豆、元参心。

失血后脾胃大困，阴火上触忽嘈。

　　证与面赤同见，辨诸：纳谷甚少、不饥泄泻。

　　煎方　人参、茯神、新会皮、山药、炙甘草、炒白芍。

阳升嘈杂。

　　煎方　川斛、麦冬、茯神、黑穞豆衣各三钱、生地二钱、柏子仁一钱。

阳亢燔灼，营阴不得涵护，嘈杂如饥。

　　辨诸：在服通络方，瘀血得下后，知新血亦伤矣。

　　煎方　阿胶、鸡子黄、生地、麦冬、生白芍、生甘草。（此和阳息风法。）

心无液养，似嘈非嘈，似痛非痛。

　　病系肝阳太旺，累及心阴。

　　轮服煎方　午服：阿胶、鸡子黄、白芍、甘菊、枸杞子、炙甘草。暮服：人参、南枣、秋石。上方静养至阴以制风阳，下方助胃。

神志情志类 神志 惊惧悲忧 昏迷 颠痫狂乱

肾虚无以上交于心，性情古执不慧。

六味汤加远志、菖蒲 熟地、萸肉、山药、茯苓、丹皮、泽泻。

相火上升，君失所制，神志如呆。

辨诸：平素常有衄血及天癸不通，脉直上鱼际。

煎方 犀角、丹参、元参、生地、连翘、知母。

痰火阻蔽，灵窍神呆。

辨诸：因惊恐得病，脉沉、言语不甚明了，忌酒肉厚味，宜静少动。

煎方 黄连、黄芩、山栀、枳实、橘红、胆星、远志、菖蒲。

骤然惊惕，阳气上逆，神呆。

辨诸：倏尔叫喊，不寐不食，病由外加扰内，与内伤之神呆异，可用苦降。

当归龙荟丸 当归、龙胆草、芦荟、山栀、黄连、黄柏、黄芩、大黄、青黛、木香、麝香。蜜丸。姜汤下三钱。

湿热内陷，神志如蒙。

煎方　人参、生干姜、黄芩、川连、生白芍、枳实。

五志阳升，化风上冒，神志迷惑，忽清忽甚。

证见：竟夜不寐，此非有形之邪，攻痰疏利无效。

煎方　生地、龙胆草、丹参、木通、山栀、芦荟、青黛、薄荷。（此沉苦直降亢阳法。）

闺女情怀不畅，心脾郁结，忽然神志时惑。

证见：经遂不来，所谓二阳之病发心脾也。

丸方　琥珀末五钱、丹参一两。鲜石菖蒲捣汁为丸，辰砂为衣。又回生丹早服一钱，另以大黑豆一两炒赤置竹篮内酒淋汁，下此丸。

回生丹　方载经水门又载胎孕门。

肝阳妄动，自觉神魂散越。

辨诸：病起嗔怒，即寒热汗出、心悸、脉左动如数、右小弱。

煎方　阿胶钱半、鸡子黄一枚、人参一钱、生地三钱、金箔五片。（治肝法，辛以理用，酸以治体，甘以缓急，今魂散，故用子母相生补之。）

阳气上冒，欲寐时，心中轰然上升，自觉神魂缥缈。

煎方　生地、麦冬、石膏、知母、竹叶心、甘草、粳米。

下元水亏，风木内震，多惊恐。

煎方　生地、女贞子、天冬、杞子、菊花炭、清阿胶。

心火衰微，阴气乘之，悲惊不乐。

大建中汤　人参、附子、蜀椒、桂枝、饴糖。

郁损心阳，神耗如愦。

心藏神，辨诸：情志多忧，善虑证见淋浊，知阳坠入阴。

炒香散　人参、茯神、茯苓、益智仁、远志、朱砂、龙骨、甘草。

寒饮浊邪上冲膻中，神迷如呆。

证见：呛喘哮交作，坐不得卧。

煎方　姜汁炒南星、姜汁炙白附子、茯苓、桂枝、炙草、石菖蒲。

胃津既伤肝风，上扰神迷。

辨诸：肢震、面浮皆属风动之证。

煎方　人参、麦冬、生甘草、白粳米、炒半夏、南枣。（案：肝与胃一藏一府，迭相为胜负，胃津既足肝风自息，此助胃以敌肝法。）

阴阳不相交合，欲脱神迷。

证见：呓语，辨诸：脉大不敛。

煎方　人参、茯神、阿胶、淮小麦、龙骨、牡蛎。（此镇固阴阳法。以救阴无速功，故如此用药。）

浊涎蒙阻膻中，清真忽然神迷。

证见：逾时自醒，时发渐频，辨诸：由忧虑伤志而起，脉细弱，知非实热。

煎方　鲜菖蒲根、天南星、远志、竹节、附子、茯苓、姜汁。午服。另用白金丸夜服，内药为白矾、郁金。

君不制相火升，神气欲昏。

辨诸：片刻平复宛若无病，知龙相迅速骤升骤退，左脉刚坚常又遗有之泄状。

滋肾丸补阴丸三才汤加味　上方：黄柏、知母、肉桂先服三钱、淡盐汤送。中方：败龟板、黄柏、知母、侧柏叶、枸杞子、五味子、杜仲、砂仁、甘草、猪脊髓、地黄。膏为丸。早服三钱，开水送。下方：天冬、熟地、人参、加黄柏、砂仁。晚间煎服。

下焦阳微神气昏昧。

辨诸：前患喘，察其吸不得入，服肾气汤而效。

煎方　人参、熟附子、茯苓、车前、紫衣胡桃肉。

肝经风火郁极而发，忽然昏迷。

辨诸：因愤怒得病，正在壮年，又交四月阳气升举之时。

龙荟丸　当归、龙胆草、山栀、黄连、黄柏、黄芩、大黄、青黛、芦荟、木香、麝香。蜜丸，姜汤下，每服二钱、每天一服，服四天。

肝用太过，拂逆上冒昏迷。

辨诸：病因动怒，少腹气冲，过胃上膈咽喉肿痹，四肢逆冷。

安胃理中丸去辛柏　附子、干姜、桂枝、川椒、乌梅、当归、青皮、黄连、川楝子肉、白芍。再用椒、梅汤为丸。

秽浊蒸于募原，神志昏迷。

辨诸：先呕为胃病募原，属胃也；头胀、身痛、溲闭，湿热蒸三焦也；舌白、渴不多饮，湿秽在气分也。

煎方　猪苓、茯苓皮、米仁、淡竹叶、通草、大腹皮。调入至宝丹。至宝丹方见本类。

热痰内闭，神愦如迷，昏昏若寐。

煎方　半夏、石菖蒲、桔梗、枳实、郁金、橘红。冲入竹沥、姜汁。

温袭胞络，心神蒙蔽，神昏如醉。

辨诸：与目瞑、舌缩同见，难愈之症。

至宝丹　犀角、朱砂、雄黄、玳瑁、琥珀、麝香、龙胆、金银箔、牛黄、安息香。

中臭秽恶浊之气，蒙蔽心胞，状欲昏闭。

证见：心胸痛、呕瘀血，勿误阴证，擅投桂附。

苏合香丸　苏合香、安息香、犀角、冰片、麝香、香附、木香、乳香、沉香、丁香、白术。炼蜜丸，朱砂为衣。

肝阳化风乘冒，蒙昧清空，昏迷如厥。

辨诸：每嗔忿即麻痹、干呕、耳聋，随见昏迷，脉寸强尺弱。

煎方　人参、白芍、广皮各一钱、茯苓三钱、半夏钱半、乌梅七分、川连、生姜各二分。参、苓、夏通补胃，姜、连泻上拥之热，芍、梅柔肝之横。

肝风胆火犯胃乘胸，渐渐昏迷欲厥。

辨诸：郁勃嗔怒得病，行呕逆、涌沫、吞酸、胀闷、喉痹。

安胃丸　乌梅、川椒、附子、桂枝、干姜各一两、广皮、青皮、黄柏、楝肉各二两、黄连五钱。为丸。再以椒、梅汤送。

阴阳失交，真气欲脱，神昏不醒。

辨诸：在大病后，时令正交至节，四日又与寒战、汗泄同见，难愈之症。

煎方　人参、淡附子、干姜、五味子，滴入猪胆汁。（此回阳摄阴法）

阴气从下走泄，阳气失恋上冒，神志昏狂。

辨诸：正病伤寒，邪陷血下溢，又交立冬大节，虚脱。

煎方　人参、茯神、小麦、木瓜、五味子、禹余粮。

肝胆火升，陡发莫制，狂痫。

证见：病去诸事皆清，辨诸：发时面青，知病起肝胆；食少，知木旺克土。

煎方　见本类阳逆狂乱条，每服二钱半。

火郁心肾不交成癫。

辨诸：脉不鼓指。

煎方　生地、龟甲、黄柏、酒炒川连、菖蒲、茯神、远志、山栀、竹叶。

痰火成痫。

难愈之症，而却无性命之忧。

煎方　竹节、白附子、天竺黄、陈胆星、石菖蒲、川连、郁金、茯神、橘红。

肝热血郁成痫。

辨诸：每发于经来时，经色紫黑，夜则惊呼声震，昼则神呆、面青、多笑，知火风由肝而来，犯及心包。

煎方　丹皮、丹参、细生地、黑山栀、茺蔚子、胡黄连。调入琥珀末。

木火陡升病厥。

辨诸：发则极迅，醒如无病，纳食如常，知龙相不靖故病自春，夜多昼少又与口吐涎沫、四肢寒冷同见。

煎方　芦荟、青黛、龙胆草、川楝子、山栀、白芍、青皮、归尾、猪胆汁。（此纯苦直泄厥阴法。脾胃强能食，大便结。故可用此法。）

气郁痰滞，肝不疏泄，神狂。

证见：谵语。

煎方　川连、胆星、石菖蒲、半夏、钩藤、山栀、远志、橘红。

阳逆狂乱。

病由动怒、受惊而起，外加扰内，治宜苦降。

当归龙荟丸　当归、龙胆草、芦荟、黄芩、黄连、黄柏、山栀、青黛、大黄、木香、麝香。蜜丸，姜汤下。

木火盛心营热，神志不甚灵慧，陡然狂乱入井。

辨诸：多惊怕、不食、不便，知病从肝起。

煎方　犀角、生地、菖蒲、元参心、羚羊角、郁金、竹卷心、连翘心。

乳类

阳明络空，左乳下虚里穴跳跃如梭。

辨诸：每在经行后，经由冲脉而下，冲脉隶于阳明。

煎方　人参、淡熟附子、茯苓、生蕲艾、桂枝、炒黑大茴香、生杜仲、紫石英。（此通补络虚法。）

肝气郁遏，乳房结痞。

煎方　川楝子、夏枯草、薄荷梗、丹皮、黑山栀、栝蒌实、青橘叶。冲香附汁。

少阳络脉，阳气燔灼，左乳傍近胁，常似针刺。

辨诸：与汗出心嘈能食证同见，虑将失血。

煎方　生地、丹皮、泽兰叶、桃仁、郁金、琥珀末。（此宣通脉络法。勿令瘀着。）

少阳少火郁化，壮火痹结于脾胃，乳房刺痛。

辨诸：脉弦右大，遇劳怒，逆气上冲，经闭。

煎方　人参、白术、茯苓、当归、柴胡、丹皮、甘草。

肝病犯胃，乳房痛。

辨诸：肢麻，以乳房四肢均属阳明，又呕逆、吐清涎，知肝邪犯胃；头晕，知肝阳上升及颠。

丸方　人参、茯苓各二两、当归、生白芍、乌梅各两半、蒸川楝子一两、生桂枝木、盐水炒川连各七钱。共研末水和丸。

营络虚寒，左乳旁痛绕腰腹。

证见：十年不愈，辨诸：重按、得热少缓。

煎方 当归三钱、茯苓二钱、肉桂、淡干姜各一钱、小茴七分、丁香皮五分。

胁类 脘胁同病

胃津内乏，肝风乘之，左胁中动跃不平。

此非客邪不可速攻，亦非纯虚，不宜重补。

酸枣仁汤加 枣仁、茯苓、川芎、知母、甘草。去川芎加人参。（此清养阳明法。胃腑强自木火难侵。）

阳明络空，阳微，季胁旁虚里穴跳跃如梭。

辨诸：经后病变，知冲虚，冲脉亦属阳明。

煎方 人参、茯苓、淡熟附子、生蕲艾、桂枝木、炒黑大茴香、生杜仲、紫石英。（此理胃阳兼通奇脉法。）

胃络虚，左胁虚里，呼吸牵引震动。

系吐血遗精后，交节复吐，背冷、肢寒、心腹热灼，已阴阳并虚。

养营汤去黄芪、远志 人参、黄芪、茯苓、白术、当归、白芍、熟地、甘草、肉桂、陈皮、远志、五味、姜、枣。

阳明中虚，寒饮内聚，右胁汩汩有声。

证见：自觉坠入少腹，系肿胀症。

牡蛎泽泻汤加减　左牡蛎、泽泻、花粉、桂枝、茯苓、紫厚朴。去茯苓加生于术、生益智仁。

咳痰带血，络滞气逆，左胁发胀攻触作楚。

煎方　苏子、苡仁、茯苓、橘红、钩藤、白蒺藜、降香汁、韭白汁。

七情致伤，肝郁胁胀。

辨诸：夜甚又响动，则气降胀松。

煎方　橘叶、香附子、川楝子、半夏、茯苓、姜渣。

湿热壅滞，由虚里痛起，左胁下坚满胀及脐右。

证见：大便涩滞不爽。

小温中丸　白术、茯苓、陈皮、半夏、甘草、神曲、生香附、苦参、黄连、针砂。

疟邪迫伤津液，络热左胁微坚。

有似疟母结聚之状，证见：不饥，知胃减；便红，知肠燥。

煎方　生地、生鳖甲、知母、丹皮、麻仁。

218

痰凝脉络，右胁有形高突。

辨诸：按之不痛，此属痕聚。

煎方　真蛤粉、白芥子、栝蒌皮、黑栀皮、半夏、橘红、郁金、姜皮。

阳衰痰凝气聚，左胁有形坚凝。

辨诸：起自病后，未交冬已下身觉冷，知阳虚；有形而不痛不胀，知气痰交结。

丸方　竹节、白附子、姜汁炒天南星、当归身、小川芎、生左牡蛎、真甜交桂。为末，姜汁泛丸。

络中气血交结，左胁有疟母。

煎方　鳖甲、桃仁、金铃子、牡蛎、丹皮、夏枯草。

支络结饮，阻遏周行气机，胁久胀痛。

证见：仰卧不可转侧，辨诸：形充盛，饮食如常，入夜胀甚。

丸方　熟半夏、青黛、土贝母、白芥子、昆布、海藻、海浮石、土栝蒌仁、蛤蜊壳粉。以竹沥、姜汁泛丸。

水饮瘀浊，阻于气分，左胁下日必小痛逾时。

辨诸：痛势散布胸臆、背部，偏患上焦气分。

丸方　生研钩藤粉、水磨生香附、澄粉、风化硝、炒半夏、茯苓、生白蒺藜。研末，竹沥、姜汁泛丸。

肝阳炽，左胁痛。

证见：难转侧，咳则气触加疼痛，辨诸：面微赤、咳频、上焦畏热、烦躁，知左升太过，致右降不及。

煎方　熟地、白芍、山药、茯苓、丹皮、泽泻、牡蛎、阿胶。（此滋水以涵木法。案：六味汤意补三阴藏阴，疏三阳府阳，今再佐入咸味理逆也。）

营络虚寒，左胁下痛。

辨诸：食入则安。

当归桂枝汤加味　当归、桂枝、白芍、炙草、生姜、大枣。加肉桂。

胃络受伤，痛从中起，绕及右胁。

辨诸：得食自缓，痛发必由下午、黄昏，当阳气渐衰时而来。

煎方　当归、茯苓、炮姜、肉桂、炙草、大枣。（此辛温通络法。）

寒气入络凝滞，右胁痛。

辨诸：呕吐清沫，周身寒凛，知为寒痛；时有形攻心，痛止寂然无迹，知为气。

煎方　荜拨、半夏、川楝子、延胡索、吴萸、良姜、蒲黄、茯苓。

气分馁，略进苦降，胁右皆痛。

系吐血胸痞，左胁痛，服辛润见效，加苦降又剧，盖身半以上为阳，忌用沉苦。

煎方　鲜生地、玄参、鲜银花、桃仁、柏子仁。

肝火抑郁，燥，胁痛。

辨诸：脉细弦数，自觉筋格不舒，与病由犯寒血滞者，血虚于络者，血瘀于格者，因怒气逆者，皆异须辨。

煎方　潮栝蒌、归身、新绛、炒白芍、炒香桃仁、炙甘草。（此清润通络法。）

血瘀于络，胁肋痛。

辨诸：大便中曾见血，知有瘀；病经两年余，知久则由经入络，曾服新绛方有效，系通络药。

丸方　归须、炒桃仁、泽兰叶、柏子仁、丹皮、穿山甲、乳香、没药。香附汁水泛丸。

悬饮乘虚流入胃络，胁痛不已。

　　辨诸：面色黄少华，采服苦剂致痛呕，知胃虚。

　　煎方　人参、茯苓、桂枝、炙甘草、煨姜、南枣。
（此以参、草阖阳明，桂、苓开太阳，并辛香入络，姜、
枣通营卫，恐生姜伐肝，取煨以护元气也。）

　　丸方　人参、茯苓、桂枝、半夏、川椒。以煨姜、
南枣汤丸。痛止，接服此丸。

吐血八日，络伤气窒，脘闷胁痛。

　　证见：肢冷。

　　煎方　苏子、杏仁、茯苓、桃仁、降香、郁金。

胃脘类　胃脘　脘腹同病　附噎膈反胃
阳微不运，中脘不爽。

　　辨诸：肢冷、脉沉。

　　煎方　人参、川熟附各七分、淡干姜一钱炒、半夏
钱半、茯苓三钱、草果仁八分。

中焦阳气不宣，脘闷。

　　辨诸：舌淡苔白。

　　煎方　半夏、广皮、茯苓、厚朴、藿香梗、草果。

清阳薄不自转旋，湿浊之气因而凝聚，脘忽痞闷。

辨诸：中年后遇饮即溏泻。

苓桂术甘汤　茯苓、桂枝、白术、甘草。（此轻剂宣通阳气法。忌，破气开降以最伤阳气也。）

虚体感温，误服阴柔腻补，脘中常闷。

证见：渴欲饮凉，食减不寂。

煎方　白沙参、苡仁、天花粉、桑叶、郁金，兼服威喜丸。丸为茯苓、猪苓、黄蜡。（弱质不敢开泄用，此轻扬肃上，兼以丸淡和上焦之气。）

湿热，脚气上攻心胸，脘中满胀。

证兼呕逆，辨诸：病从足起，湿上甚为热化，治宜先平在上之邪。

煎方　川连、黄芩、杏仁、枳实、半夏、生姜汁。（此苦辛泻心法。灵胎谓：再加槟榔汁尤妙。）

中阳窒塞，脘胀不运。

辨诸：因三疟早截所致及背寒、肢冷。

煎方　草果仁、杏仁、半夏、茯苓、桂枝、厚朴、广皮、生姜。

疟邪入里，中脘痞结。

辨诸：脉沉涩。

煎方　半夏、川连、橘红、黄芩、枳实、生姜汁。

脾阳微，饮邪内结，脘中格拒。

辨诸：面黄、舌白、汤水皆呕、脉涩。

煎方　半夏、荜拨、丁香柄、草蔻、厚朴、姜汁。

上热下寒，上下格距，脘中结。

辨诸：在通下，下已通后，结仍不解，知下虽虚寒，上有郁热。

麻沸浓煎和服方　黄芩、小川连、枳实。上三味，入滚水中煮五十沸即滤。人参、淡附子、干姜。上三味，煎浓汁一杯和服。

阳伤，冲气至脘则痛，散漫高突，气聚如瘕。

辨诸：由过劳得病。

煎方　桂枝、茯苓、薤白、甘草。煎冲入白酒。

冲脉病，胃脘心下瘕痛，高突有形。

辨诸：重按久痛稍定，经后期色多黄白，盖络虚则胀气阻，则痛。

煎方　延胡、川楝、香附、郁金、茯苓、乌药、茺蔚子、炒山楂、降香汁。（此辛香入络苦温通降法。）

清阳失旷，脘中痹痛。

辨诸：得噯觉舒。

煎方　薤白、半夏、桂枝、茯苓、干姜。(此辛通法。)

气火独炽，脘中阻痛。

证见：食下碍，知胃痛口气逆，辨诸：面长身瘦，形禀木火，知忌用燥热劫津。

煎方　降香、郁金、山栀、橘红、枇杷叶、苏子、川贝母、姜皮。(此平肝和胃法。)

冲任虚，厥气上逆，脘中痛胀。

辨诸：自少腹冲及心下，病在产后，并无呕恶，知非肝气犯胃。

煎方　炒归身、炒枸杞、苁蓉、柏子仁、茯神、小茴香。

清气被阻，脘痞痛胀。

辨诸：病发于食豆腐后，盖诸：豆皆能闭气，浆凝为腐，性仍呆滞、舌白黏腻，知气分失旷。

煎方　杏仁、厚朴、老苏梗、广皮白、白蔻仁。冲入枳壳汁、桔梗汁。

肝厥犯胃，胃脘痛，高突而坚。

辨诸：与呕清涎血沫，滴水不能下，肢冷肤麻同见，又捶背病势略缓。

煎方 开口吴萸、金铃子、炒胡索、生香附、高良姜、南山楂。

痰饮阻闭，肝郁化火，犯胃脘痛。

辨诸：误用参、芪、术加痞胀，痛更甚，更医用温疏不效，知气闭化火。

煎方 川连、土栝蒌皮、白芥子、茯苓、半夏、橘红、竹茹、姜汁。（此苦寒辛通法。前方效，转方金铃、延胡、川连、黑山栀、橘红、半夏。）

营虚，胃脘痛。

煎方 当归钱半、甜桂枝一钱、茯苓三钱、炙草五分、煨姜钱半、南枣肉二钱。

湿阻气分，胃痹脘痛。

证见：腹鸣，辨诸：舌白，知病在气分；呕恶，知病在胃。

煎方 炒半夏三钱、高良姜、广藿香、橘红、乌药各一钱、香附钱半。

中焦阳惫，血络瘀滞，胃痛。

证见：三月不止，辨诸：平素茹素，面黄及产后吞酸少食。

煎方　半夏、茯苓、川桂枝、公丁香皮、归须、桃仁。

阴络营血受伤，脘痛。

辨诸：怀抱抑郁得病，知内伤；入暮乃发，知病在血分；喜按，知非实症。

煎方　柏子仁、茯神、远志、广皮、桂圆肉。

气阻脘痹，饮下作痛。

治法当开上焦。

煎方　枇杷叶、大杏仁、白蔻仁、苏子、橘红、降香汁。

中州阳失健运，脘中痛。

辨诸：食不化。

煎方　益智仁、谷芽、广皮、炙草、茯苓、半夏曲、炒荷叶。冲檀香汁。

脾胃阳微，脘中微痛。

辨诸：酒客知脾胃素伤，当下午阴气渐漫时作痛，知阳微，不饥，知胃阳不运，忘苦降辛燥。

桂苓术甘 桂枝、茯苓、白术、炙甘草。（此转旋清阳法。）

脾络伤脘痛。

辨诸：因饥饿，而得纳食，稍安。

当归建中汤 当归、白芍、桂枝、炙草、生姜、大枣、饴糖。

阳微浊凝，下脘痛。

煎方 炮黑川乌、炮黑川附子各三钱、炮淡干姜钱半、炒黑川椒去目一钱。

郁伤脾胃，常脘痛。

辨诸：情志不适即发，饮暖酒暂解，食物不易化，面色痿黄、脉濡小无力，此病须怡情放怀。

丸方 人参、茯苓、半夏、广皮、苡仁、桑叶、丹皮、桔梗、姜汁、炒山栀。研末，水泛丸。

下元阳衰，浊阴上僭，胃气不得下行，脘痛如刺。

辨诸：与涌吐酸浊同见，又属高年。

附子泻心汤 人参、熟附子各钱半、淡干姜一钱、上三味浓煎。川连六分、半夏钱半、枳实一钱、茯苓三钱。上四味略煎，和服。

湿邪弥漫，三焦升降失司，脘腹胀闷。

证见：大便不爽。

煎方　藿香梗、杏仁、厚朴、广皮、白茯苓皮、神曲、麦芽、绵茵陈。（此正气散法。）

暑秽吸入，内结募原，脘闷腹痛。

证见：便泄不爽。

煎方　苦杏仁、藿香梗、茯苓皮、半夏曲、广皮、厚朴、香附、麦芽。（此芳香逐秽以疏中焦法。）

疮疡服凉药，疡毒内闭，脘闷不运，腹膨。

煎方　厚朴、广皮、姜皮、茯苓皮、连皮杏仁、桂枝木、泽泻、大腹皮。（此通阳法。）

阳微，浊阴上干，由少腹痛胀，渐及胃脘。

证见：渐妨饮食，本有宿癖，有散而成鼓之虞，险症也。

煎方　熟附子、生干姜。煎滤大半茶盏，调入生猪胆汁一枚，须极苦。此病如用豆蔻、沉香等破泄真气，必变胀满。

阳微气结脘下，胀及少腹

辨诸：食如常，二便利，知非有形停滞，又用疏肝平胃及肾气加辛香皆不应。

丸方 阿魏麝香丸

肺气燥，不化津液以下注，食噎不下。

辨诸：服桂、附、姜多年，知助肝阳致烁肺津胃液，先病便艰。

煎方 麦冬、鲜生地、桑叶、石膏、麻仁、生甘草、甜水梨。

阳明汁干成膈。

煎方 天冬、麦冬、甜杏仁、川贝母、生白芍、玉竹、三角胡麻、柿霜、梨汁。

真阳大衰反胃。

辨诸：食逾数日，涌吐形未全化，痰涎、浊水俱出，且大便渐秘，知将成关格。

煎方 人参、半夏、茯苓、泡淡吴萸、生淡干姜。夜参服半硫丸钱半，药为半夏、倭硫黄。

老人阳气闭结，噎膈反胃。

证见：脘阻妨食，逆气右升，涎沫上涌。

煎方　人参、炒黑附子、生淡干姜、猪胆汁。

腹类　腹　脐　少腹　附肠鸣

脾胃阳伤，早上腹宽，暮夜气紧，微硬。

将延单胀，辨诸：多服苦寒，胁痛、呕酸，改进辛甘温中，痛减。

煎方　人参、生白术、茯苓、肉桂、归身、益智、广皮、煨姜。（案：朴、术同用治虚胀；苓通胃阳；桂通血格。）

脾胃阳微湿聚不运腹胀。

辨诸素嗜酒，证兼便泄，愈泄愈胀，知非实症。

煎方　熟附子、生白术、茯苓、广皮、草果、厚朴。（此病忌投攻下。）

脾胃阳虚腹胀。

煎方　人参、淡干姜各一钱、半夏、生于术、茯苓、草果仁各二钱。

湿热内聚，腑阳流行不畅，腹胀。

辨诸：与能食、便不爽同见。

小温中丸　白术、茯苓、陈皮、半夏、甘草、神曲、生香附、苦参、黄连、针砂。为末，醋、水各半和丸。每服三钱。（此泄肝通胃法。）

肾气散漫不摄，腹渐胀大。

证见：溲短、便通、经阻半年，辨诸：痛不拒按。

肾气汤　附子、肉桂、熟地、萸肉、山药、茯苓、丹皮、泽泻。各药一同炒枯，清水漂洗，再行入煎，取气不取味也。

暑热秽浊，阻塞肺部，气痹腹满。

煎方　白通草、生苡仁、活水芦根、西瓜翠衣。临煎好，加入石膏末二钱。

疟后脾胃伤气分成痞，腹大青筋皆露。

辨诸：面色黄滞、右脉弦大，与胁下血分结疟母异。

丸方　生于术、鸡肫皮、新会皮、川连、厚朴。姜渣水和丸。

泻后寒气虚滞，腹膨。

煎方　人参、生益智仁、炮姜、茯苓、厚朴、广皮、砂仁。

湿伤脾阳腹膨。

辨诸：与小溲不利同见。

煎方　茅术、茯苓、厚朴、猪苓、泽泻、秦皮、接
用五苓散：白术、茯苓、猪苓、泽泻、桂枝　末用二
术膏。

下焦冲任空虚，腹膨。

证兼跗肿，辨诸：产后血去过多，形寒、面黄、
脉濡。

煎方　鹿角霜、紫石英、茯苓各三钱、补骨脂一
钱、桂心四分、炒黑小茴七分。（此温养法。）

小儿脾胃受戕，腹膨。

病由食物不节，证见：大便不调，此属脾疳。

煎方　焦术、茯苓、广皮、益智、腹皮、木瓜、炮
姜、神曲。（另一案：歇乳进谷起病，上四味同，下四
味易藿梗、厚朴、楂肉、泽泻。或用七香饼。）

火衰阳虚，腹中如囊裹水。

证见：行则腹鸣濯濯，按之不坚，病名涌水，

煎方　附子、干姜、人参、白术、茯苓、炙草。

中宫阳气伤，旋转失司，腹膨而软。

辨诸：形衰废食又膨而软，仅中宫阳伤，若不软则

浊阴凝结矣。

煎方　人参、淡附子、茯苓、益智仁、谷芽、广皮。

腑阳不行腹软膨。

证见：大便不爽。

煎方　生益智仁、生谷牙、茯苓、广皮、厚朴、砂仁壳。

聚湿变热，盘踞脾胃，单单腹大而软。

辨诸：素嗜饮，二便不爽。

煎方　棉茵陈、金石斛、茯苓皮、大腹皮、晚蚕沙、寒水石。

小儿疳热生虫，腹满而软作痛。

辨诸：其痛时发时止，痛已即能饮食，证见：形质日减。

丸方　人参、黄连、芦荟、川楝子、使君子、茯苓、白芍、广皮、胡广连、南山楂。

阳乏少运，阴浊凝滞，腹痛漉漉作水声。

证见：重按痛缓，的非水积聚，忌逐水攻滞。

丸方　生白术、熟附子、左牡蛎、泽泻。水泛丸。

腑阳不运，气滞腹痛。

辨诸：自觉有气上下，行动即松缓。

煎方　人参、茯苓、新会皮、谷芽、煨姜、砂仁壳。

脾胃寒绕脐痛。

辨诸：肌肉著冷即痛，发痛甚时即泄泻，能食不化，又行走数十里未觉衰倦，知痛不在下面在中焦。

煎方　生于术、生茅术、生益智仁、淡干姜、胡卢巴、茯苓、木瓜、荜拔。

奇脉阳虚，动气结疝，绕脐汩汩有声。

案此非有水也。

煎方　淡苁蓉、当归身、炒枸杞、小茴香、炒沙苑子、茯苓、红枣肉。

阳气受伤，脐流秽水。

辨诸：劳动太过，知脾伤，腹痛欲泻知脾病，证见：咳嗽知由土不生金，忌清寒治嗽。

黄芪建中汤去姜　黄芪、白芍、桂枝、炙草、大枣、饴糖。

阳虚体质络空，冷当脐，微痛。

辨诸：手按则止。

煎方　茯苓、煨生姜、熟术、肉桂。

营分虚寒，当脐腹痛。

辨诸：发于冬季，至春深渐愈，过饥劳动亦发，发时嗳气。

煎方　当归、炙草、肉桂、茯苓、炮姜、南枣。

中阳困惫，木旺侮之，腹胀，脐上横梗有形作痛。

辨诸：曾疾走作劳得病，知伤阳；今串痛知动肝。

煎方　人参、茯苓、公丁香柄、川椒、乌梅肉、炒黄干姜。

胃脘气分清阳失司，脐上过寸有聚气横束。

辨诸：食难用饱，每三、四日一更衣，脉右濡。

煎方　半夏、桂枝、薤白、鲜菖蒲、栝蒌汁、生姜汁。（此微通阳气法。）

肝血肾精捐伤，脐旁有块流动，按之软。

证见：时或攻胁刺痛。

煎方　当归身、枸杞子、沙蒺藜、小茴香、生牡蛎、炙鳖甲。（此温肾凉肝收纳，佐以流通法。）

气痹血瘀欲作内痈，脐左之上作痛。

辨诸：吐痰口气皆臭，大便带血，又无寒热汗出，知锢结在里。

煎方　炒桃仁、新绛香末、紫菀、金银花、冬瓜子、野郁金汁。

血损气结，冲脉为病，脐下如卵形。

辨诸：与经漏同见。

煎方　新绛、生香附、南楂肉、茺蔚子、青葱管。（此血中宣气法。）

木火郁，气滞血瘀，脐下瘕渐渐大。

辨诸：情志多郁，经停三月余，气塞至胸及喉攻背，饮不解渴，便不爽。

煎方　胡黄连八分、芦荟一钱、山栀仁钱半、南山楂三钱、不落水鸡内金五钱。化服回生丹半丸。丸方见经水类，痰阻经脉之气条。

火腑壅结，脐下左右攻痛。

证见：服米饮痛缓，逾时复痛，辨诸：痛处在小肠部位，屈曲有阻溲少便不通。

更衣丸　朱砂五钱、芦荟七钱。均研，好酒和丸，每服一钱至二钱。

237

肝胳气血凝聚成瘕，当脐痛连少腹。

辨诸：扪之有形属瘀，而患处辘辘有声，痛稍减属气，证见：大便欲解不通。

煎方　炒桃仁、炒橘核、金铃子、炒延胡、两头尖、小茴、青皮、韭白汁。痛甚于下，浊结有形，非辛香无以入络，非秽浊无以达至阴之域。

肝气不宣，脐下少腹形象横梗。

证见：痛绕腰胁以及阴囊。

丸方　川连、吴茱萸、金铃子、延胡索、青木香、穿山甲。研末，以青橘叶汤和丸。

络瘀欲成肠痈，脐旁紫黑，小腹痛如刀刮。

辨诸：两足筋缩，二便皆涩，知有所阻碍。

煎方　老韭白、两头尖、小茴香、当归须、穿山甲。

心移邪于小肠，脐左及小腹有形坚，而微痛。

两处属小肠部位，辨诸：心事闷萦。

丸方　桔梗、蓬术、青皮、芦荟、枳实、槟榔。以葱汁和丸。（腑病宜通，故如此用药。）

浊阴凝结，腑阳窒痹，少腹单胀。

辨诸：二便通利稍舒与下条宜对勘。

五苓散加椒目 白术、茯苓、猪苓、泽泻、肉桂。（此温开太阳法。）

湿热郁结，腑阳窒痹，少腹单胀。

亦辨诸：二便通利稍舒，更辨诸：舌绛、心烦知属热症。

煎方 猪苓、茯苓、泽泻、椒目、橘核、寒水石。（此凉开太阳法。故不用术桂。）

湿热结聚，欲成肠痈，小腹坚满。

辨诸：与小便不利、两足皆痿同见，知痈阻肠间，故溺道涩，脚筋缩也。

煎方 川楝子、小茴香、丹皮、黑山栀、通草、青葱。

肠痈少腹坚硬。

辨诸：与小便淋滴同见，知为痈，又辨诸：忽冷忽热，周身筋掣，壮热不退，知欲酿脓血。

大黄丹皮汤 大黄、芒硝、丹皮、桃仁、萎仁、冬瓜子。

疝久病入血络，少腹坚聚有形。

煎方　归须、杜仲、牛膝根、小茴香、川楝子、穿山甲、柏子仁。（此辛香通络法。）

小产三日郁冒，小腹坠痛。

辨诸：与势欲厥，脉数、头痛、脘痞同见。

煎方　连翘、丹皮、钩藤、茯苓、炒山楂。益母草汤煎，冲入郁金汁。

疝瘕少腹痛。

煎方　当归、生姜、羊肉、桂枝、小茴、茯苓块。（此辛温柔补法。）痛止转方：归身、酒炒白芍、淡苁蓉、紫石英、小茴、肉桂。（此和营理虚法。）

肝阳内风升动未息，肠鸣。

辨诸：前患病用潜阳颇投，今与耳鸣同见。

煎方　秋水石、煨龟甲心、真阿胶、柏子霜、天冬、女贞实、旱莲草。另煎人参汤加入，滤清药内，再煎过。

症瘕痞癖类

气郁血滞症瘕作痛。

辨诸：往常经候不调。

葱白丸　熟地四两、白芍、当归、川楝、茯苓各二两、川芎、枳壳、厚朴、青皮、神曲、麦芽各两半、三棱、蓬术各一两、干姜、大茴、木香各七钱、肉桂五钱。用葱汁丸。

湿热结症

痕属气聚，症为血结，此病由无形酿为有形，忌攻坚过急，以免胃气受戕有癖散为蛊之虞。

丸方　生晒老韭根、桃仁、生香附、炒楂肉、当归须各一两、小茴香、桂枝木各三钱、研末山甲片一两。煎汤和丸。

浊气痕聚

辨诸：大便不爽，便时必腹中疙痛。

葱白丸　见本类先服二钱五分，红枣汤送，以通腑气。（接服去须韭白根五钱、两头尖百粒炒香、橘核、金铃肉各钱半、小茴七分。）

丸方　服前以浊导浊方：痕聚己解，用参、术、苓、草、归、芎、地、芍、香附、小茴。以白花益母膏为丸。（案：两头尖即獾鼠矢，以浊导浊极效。）

肝郁乘胃，胃寒脘中痕聚。

辨诸：遇冷则呕。

煎方　川楝子、延胡、良姜各一钱、吴萸五分、青皮七分、茯苓三钱。

厥阴血分,寒结成瘕。

辨诸:有形又肢冷、腹痛、久泻。

煎方 炒黑当归、小茴、上肉桂、炒黑山楂、茯苓。

奇经八脉损伤,血空气聚结瘕。

辨诸:病起小产后,以有形瘀滞,更肌瘦,内热,痰中带血,食下腹痛。

煎方 当归一钱同小茴七分炒焦、又炒黑杞子、柏子仁各三钱、云茯神钱半、生沙苑一钱。先以紫石英五钱煎廿滚,再入上药。

气血寒滞,右胁下及少腹结瘕。

证见作痛坚膨,此症久延变成胀满,经水不转,成大病矣。

煎方 当归、桂心、生桃仁、牛膝、山楂、炒黑茴香。

浊阴凝聚少腹,结成疝瘕。

辨诸:舌白似粉,脉沉而微,少腹为至阴部位。

煎方 川附子、黑川乌、吴茱萸、干姜、猪胆汁。(此纯刚破阴法。归、地滋血，萸、薯酸腻，均不可用。)

奇脉病瘕，聚结左。

证见：肢节寒冷。

煎方　鹿角霜、桂枝木、当归、小茴、茯苓、香附、葱白。(此辛香治络法。)

营络中气结成瘕，作痛。

辨诸：久不愈，知病在络，始夜发，继昼夜俱痛，知阴阳两伤，便难，知液涸，忌用香燥。

煎方　生鹿角、青葱管、新绛、当归须、柏子仁、桃仁。(此辛润通络法，服后吐瘀甚适，然以下行为顺，改服下丸方。)

丸方　当归、桃仁、茺蔚子、制蒺藜、生鹿角、茯苓、香附汁和丸。

厥阴络伤，少腹左旁疝瘕痛。

煎方　当归三钱、生姜炒黑、小茴香各一钱、生精雄羊肉切片漂去血水二两。

淤积成痞，左胁有形，渐致胀大坚满。

辨诸：初因下血转痢，继而大便艰秘，又小便自利。

禹余粮丸　余粮、蛇含石、针砂、羌活、川芎、三稜、蓬术、白蔻、白蒺藜、陈皮、青皮、木香、大茴、牛膝、当归、炮姜、附子、肉桂、神曲。糊丸，每一钱。

阴邪入络，凝痹成积，著而不移。

辨诸：脉弦缓。

煎方　当归须、延胡索、官桂、橘核、韭白。（此辛温入络化积法。）

厥气攻胃成癖。

辨诸：痛升有形，痛解无迹，知非有质之邪，又发于暮夜，气逆欲呕不吐，癖由恼怒强食而成。

金铃子散加味　金铃子、延胡索、半夏、栝蒌皮、山栀、橘红。（另一案：用金铃、延胡、吴萸、良姜、青皮、茯苓。以体气偏寒、偏热不同也。）

腰类　腰　腰背同病　腰腹同病　腰腿同病
肝肾络虚腰痛。

辨诸：色夺、脉细。

煎方　生羊肾、当归、枸杞子、紫衣胡桃、小茴、茯神。

肾真先夺，督脉不司固束，腰椎酸、痛。

证见：形欲伛偻旬余，必下血。辨诸：少壮纵欲，尺脉濡缓。

青囊斑龙丸 鹿角胶、鹿角霜、熟地、菟丝子、柏子仁、茯苓、补骨脂。

阳气不通，腰、腹痛。

辨诸：得冷愈甚。

煎方 桂枝、茯苓、蕲艾、生香附、青皮、炒小茴香。

奇经虚，腰、膝久痛。

证见：牵引少腹，辨诸：老年两足不堪步履。

煎方 鹿角霜、当归、肉苁蓉、薄桂、小茴、柏子仁。

脏阴奇脉交伤，腰、髀皆痛。

证见：身热，辨诸：少腹有形攻触，脉虚知非外感。

煎方 当归、炒白芍、桂枝、茯苓、炙草、煨姜、大枣。

湿伤脾肾之阳，腰、髀、足、膝坠痛、麻木。

　　辨诸：饮酒便溏，脉迟缓，及遗精数年不已。

　　苓姜术桂汤　即此四味（此暖土驱湿法。）

饮食类　善食　能食不适　得食病缓　食减　食下见胀痛　泻吐等证　不欲食　不能食　口味变　喜食各物　恶食各物　食不相宜物即病　食酸成病　不受汤药　渴饮　不欲饮　不能饮　饮下见病　附消症
内风主乎消烁，既能饮酒又善纳谷。

　　辨诸：脉左弦且坚，此系偏中症，他病亦如此。

　　煎方　犀角、玄参、连翘心、竹叶心、菖蒲、生地、小青叶、郁金。（以面色赤亮、舌苔灰黄，知夹伏温邪，虑其内闭，故用药如此，非内风方也。）

肾阴虚，胃火旺，成消渴，饮善食。

　　辨诸：与形瘦、脉搏同见，盖入水无物不长，入火无物不消，理固然也。

　　玉女煎　生地、麦冬、生石膏、知母、牛膝。

烦劳伤心，营络虚热，善饥渴饮。

　　即辨诸：烦劳及左脉搏，知心营伤；由渴饮而善饥，肌瘦是上消及中。

　　煎方　鲜生地一两、犀角、鲜地骨皮各三钱、鲜白沙参、元参心、麦冬各二钱、柿霜一钱、生甘草四分。

转方　人参、沙参、熟地、生地、天冬、麦冬。(曾见一人操家政暗盘,公有为私有,用尽心机,患消病未愈,囊则饱矣!身则死矣。)

内火自燃成消,能食善饥渴饮。

辨诸:心境愁郁又日加瘦削,知饮食不为肌肉不长精力。

煎方　生地、知母、石膏、麦冬、生白芍、生甘草。

阴虚阳亢,渴饮,食过如饥。

辨诸:下漏频多知阴虚,又与唇皮燥裂同见,知阳亢。

煎方　生地炭、蕲艾炭、阿胶、炒白芍、湖莲、樗根皮、茯神。

膏粱蕴热成消中,善食而饥。

即辨诸:素嗜肥甘,素耽酒醴,须淡薄蔬食,庶可获愈。

煎方　金石斛、川连、连翘、枳壳、荸荠皮、焦神曲、郁金。

水衰火盛化风扰胃，消烁迅速，嗜食逾恒。

辨诸：与鼻准先亮，肌肉浮肿证同见。

煎方　炒生地、白芍、生牡蛎、菊花炭、炙甘草、南枣肉。

病后胃醒而脾不运，食加。

即辨诸：食加知胃气渐甦，而与便溏证同见，知脾运尚无力。

异功散加味　参、术、苓、草、陈皮。加甘松、益智仁。（此补脾以和胃法。）

君相动主消烁，食纳颇多。

辨诸：曲运神机，知心多扰，手指微震，知两厥阴同气同病，身瘦，知内火消烁。

煎方　人参、半夏、茯苓、枳实、石菖蒲。（此理阳明以制厥阴法。）

肠胃传导失司，能食不运。

有似脾弱，辨诸：脉弦大，知非脏阴为病，便窒、泄气不爽、时嗳气，知腑气不利。

小温中丸　白术、茯苓、陈皮、半夏、甘草、神曲、生香附、厚朴、针砂。为末，神曲糊丸。（一方有苦参、黄连，虚者加人参。）

脾胃阴阳不和，易饥善食，仍不易消磨。

煎方　人参、生于术、炮附子、炙草、炒归身、炒白芍、地榆炭、煨葛根、煨升麻、炮姜炭。（此升降法。）

胃络虚，知味容纳，而健运未能自然。

病系吐血遗精后交节，络血再动，既损难以骤复。

养营汤去芪、志　见本烦胃阳不振条。　（案此方治损，非治不健运一端也。）

下损症，后天生气未愈，安谷知饥。

阴损尚未及阳位也，病属内损精血有形，颇难复原。

天真丸　精羊肉、肉苁蓉、山药、当归、天冬、黄芪、人参、白术。

脾络伤脘腹痛，纳食稍安。

病因饥饿而得，当甘缓以养中焦之营。

当归建中汤　当归、桂枝、白芍、生姜、大枣、炙草、饴糖。（案一时如无饴糖，可以冰糖代之，或以蜜饯　金橘饼代之。）

阴损及乎阳位，胃阴伤，晨咳得食渐缓。

辨诸：先失血，知阴分早损；得食嗽缓，知损及阳位；脉数，知阴亏。

煎方　川斛、茯神各三钱、北沙参、麦冬、南枣肉各钱半、生甘草三分、生扁豆、糯稻根须各五钱。

脾阳不健，能食少纳。

辨诸：大便溏薄、脉象室塞。

煎方　茯苓三钱、生白术钱半、益智仁、淡附子、干姜、荜拨各一钱。（此温通法。）

阳亢燔灼，营阴不得涵护，嘈杂善饥。

辨诸：在服通络方，瘀血得下后，知新血亦伤矣。

煎方　阿胶、鸡子黄、生地、麦冬、生白芍、生炙草。（此和阳熄风法。）

阴伤阳气浮越，心中如饥。

辨诸：身弱自乳，乳去血枯，日晡微热无汗。

煎方　生地三钱、阿胶、麦冬各钱半、生白芍、火麻仁各一钱、炙黑甘草四分、粗桂枝木三分。

厥阳升腾，胃逆不降，知饥少纳。

辨诸：与头晕、目眩、心悸、漾漾欲呕证同见，知肝风扰胃。

煎方　钩藤、茯苓各三钱、金石斛、橘白各钱半、桑叶、半夏曲各一钱、远志、石菖蒲各三分。（此泄木安胃法。）

胃阳虚，知饥食无味。

辨诸：与背寒、舌苔粉白证同见。

煎方　生白术、厚朴、桂枝、附子、茯苓、草果仁。

转方　去茯苓加人参、炙草、生姜。

胃汁枯肝乘之，时时如饥，仍不能食。

辨诸：鼻准亮，知胃虚；气冲欲呕，知肝乘其寒热；属土木不和非表邪。

煎方　小生地、阿胶、麦冬、白芍、炙甘草、生牡蛎、芝麻仁。

肝逆犯胃，饥不能食。

辨诸：与气上撞心，欲呕吐沫证同见。又初病因惊，惊则肝气逆。

煎方　小川连、川楝子、川椒、生白芍、乌梅、淡姜渣、归须、橘红。（此苦与辛合以通降，苦与酸合以泄热，乃安胃制肝法也。）

阳气大伤，不食易饥，食入即饱。

辨诸：脉微、色痿、足冷，知阳伤；汗淋，知卫气不能拥护。证见：右胁高突而软。

煎方　人参、黄芪、制川附子、熟于术。

虚劳上损及中，胃阴伤食减。

辨诸：经期仍至，知病不在下焦，心中阵热属阴虚，知虚在胃阴。

煎方　生地、炒麦冬、茯神、生扁豆、生甘草。（案：此用甘凉系胃阴不足，方倘阳虚成劳致胃阳弱而少餐者，须用甘温，如下条。）

虚劳上损及中，胃阳伤食减。

辨诸：起病患嗽，误服苦寒，致久嗽不已，神衰、肉消、汗泄、夜热，与上条同参。

黄芪建中汤去姜　黄芪、白芍、桂枝、炙草、大枣、饴糖。（另一案与背寒证同见，用小建中汤即前方去芪。）

虚劳下损及中，纳少。

辨诸：经来甚多，经过带下渐纳，少进滋腻即脘闷不欲食，知胃伤；且晨便溏滑，知脾伤。

妙香散　人参、龙骨、益智仁、茯神、茯苓、远志、甘草、朱砂。（此宣通补中仍兼顾下法。有固摄下焦丸方，载经带类，奇脉不固条。）

脾胃不调，肝木乘之，食减。

辨诸：与晨倦、右脉缓、左脉弦同见。在土旺之候，急调脾胃。

戊己汤加减　人参、茯苓、白术、甘草、陈皮、白芍。内去甘草加谷芽。

病后胃气不甦，不饥少纳。

案如病后胃阳不振，不饥少纳，可进一步用大半夏汤。

煎方　鲜省头草三钱、白大麦仁五钱、新会皮一钱、陈半夏曲一钱、川斛三钱、乌梅五分。（案：宜去斛、梅加参须、生谷芽、益智、荷叶。）

土不生金，胃虚少纳。

辨诸：与音低、气馁证同见。

煎方　麦冬、玉竹、大沙参、生扁豆、桑叶、生甘草。（此清补肺胃法。）

误药胃伤减谷。

辨诸：色白、肌柔，素禀气分不足，感受风温，患咳又误用羌、防辛温，知膏沉寒。

小建中汤　白芍、桂枝、生姜、大枣、炙草、饴糖。

乱药杂投，胃口先伤，食减。

证见：便溏，脾亦伤矣。本系嗽病，就伤及脾胃而论，急宜顾后天生化之源。

五味异功散加减　人参、白术、茯苓、甘草、陈皮。去白术加炒白芍、炒山药。

湿胜，脾阳少运，酒多谷少。

辨诸：与腹痛、便溏同见。

平胃合四苓加谷芽　上方：苍术、厚朴、陈皮、甘草。下方：白术、茯苓、猪苓、泽泻。

液虚，体质胃弱，纳食未旺。

煎方　人参、炒麦冬、炙甘草、生谷芽、茯神、南枣。

胃伤阳败，胸脘痛，得食自缓而又纳食不甘。

辨诸：素劳力既病，又误用攻痰破气。

煎方　人参、茯苓、桂枝、炙草、煨姜、南枣。

肺气失降，食进颇逸，而胸中未觉清旷。

法宜辛润以理气分，勿以燥药伤阴。

煎方　枇杷叶、大杏仁、栝蒌皮、黑山栀、香豆豉、橘红、郁金。晨服五剂后，接服桑麻丸，药为桑叶、黑芝麻。蜜丸。

胃汁渐枯，必得数日大便通爽，然后纳食无阻。

辨诸：老年操持太过，知阳燔烁津。

汁方　鲜生地汁、麦冬汁、柏子仁汁、甜杏仁汁、黑芝麻汁、杜苏子汁、松子仁浆。各物研碎，凉开水浸，再研，夏布滤清炖温服。

阳气大衰，阴浊上僭，午后暮夜纳食不适。

时交阴气用事故也，证见：肠鸣、䐜胀、时泄。

煎方　人参钱半、茯苓、菟丝各三钱、淡附子、葫芦巴各一钱、干姜八分。（此纯刚泄浊法。不用白术、甘草，嫌其守补呆纯也。）

老人阳不转旋上结，食入涌痰涎，略能咽粥。

辨诸：便难，知又阴枯于下，忌腥油膻味。

妙香丸　巴豆霜、牛黄、龙脑、麝香、轻粉、朱砂、真金箔。稍效，间进大半夏汤。为半夏、人参、白蜜。

胃阳馁，少食颇安，过饱食不肯下。

辨诸：时有冷腻涎沫涌吐而出。

丸方　姜水炒熟半夏、茯苓各二两、生益智仁、新会皮、淡干姜各一两、丁香皮五钱。均研末，香豆豉一两煎汁为丸。每服三钱，淡姜汤下。

阳气大伤，阴浊僭踞，旦食不能暮食。

证见：周身掣痛、背胀，辨诸：脉沉微。

煎方　人参、附子、干姜、茯苓、泽泻。

阳气日微，早食颇受，晚食必病。

证见：病则胃痛、呕吐，夜痛至晓，以夜乃阴邪用事时也。

煎方　茯苓、半夏、厚朴、秦椒、淡干姜、姜汁。

伤湿脾阳不运，胃腑不达，食下䐜胀。

辨诸：与大便不爽快证同见，知水谷之湿内着。

煎方　金石斛、连皮苓各三钱、神曲、麦芽各钱半、厚朴、连皮枳实、连白陈皮、苦参各一钱。（此疏脾降胃法。）

木火犯胃，食入脘胀。

辨诸：色苍、形瘦为木火体质，耳鸣、肉瞤，知火动风生，病由饮酒呕吐而得。

逍遥去术合左金方 上方：柴胡、薄荷、当归、白芍、白术、茯苓、煨姜、甘草。下方：黄连、吴茱萸。

肝热化风犯胃，食入作胀。

辨诸：与恶心、痞闷、口渴等证同见。

煎方 人参、麦冬、金石斛、乌梅肉、新会皮。（此养胃制肝法。）

脾肾阳衰，食入加胀。

系老年肿胀症，脾阳主转运，肾阳司蒸化，衰则失职矣。又辨诸：四肢俱冷、二便不爽。

煎方 炮黑附子、淡姜、生白术、生厚朴、茯苓、泽泻。

木旺侮土，食入胀甚。

煎方 生于术、川连、椒目、麦芽、鸡肫皮、广皮、厚朴、炒山楂。

脾阳不振，食下作胀。

辨诸：与舌黄同见，黄为脾色，此病舌黄属脾虚，非脾热也。

煎方 淡附子七分、生白术钱半、茯苓三钱、广皮、厚朴各一钱、木瓜五分。

腑阳伤不司流行，早食难化，晚食夜胀。

辨诸：脉沉小缓。

煎方　生白术、附子、茯苓、广皮、草果、厚朴。冲槟榔汁。（此辛温疏通法。忌食闭气物及黏荤。）

阴阳已及阳位，午食不运，入暮作胀。

辨诸：先病亡血、失精，知阴伤；今又食不运，伤及阳明，阳府矣。

归芍异功散　当归、白芍、人参、白术、茯苓、甘草、陈皮。

小肠火腑不通，知味能食，食已逾时作胀。

辨诸：小便不利、气坠，更不出大便，四日一通。

滋肾丸　黄柏、知母、肉桂。每早服三钱，淡盐汤送。

肝肺两伤，累及脾胃，食少无味，下脘如纳粗物。

病由愤戕、肝忧伤肺，上下不交所致。

煎方　归身、柏子霜、香附、延胡索、黑山栀、桂圆肉。（此病气结液枯虑延关格。）

肝阳犯胃，气逆失降，纳谷脘中微痛。

辨诸：酒客，知胃本蕴热；曾嗔怒，知动肝。

煎方　川连、吴萸、半夏、茯苓、橘红、竹沥、生姜汁。（酒客忌用甘腻，此辛苦清降平肝和胃法。）

阳气不主流行，痰饮内聚，食后脘中痞阻。

证见：按之辘辘有声，手麻、胁痛、心烦、耳目昏眩。

丸方　桂枝、人参、白术、茯苓、甘草、陈皮、半夏。用姜汁、竹沥和丸。日中服，以治中焦。

丸方　生杜仲粉、苁蓉、虎骨、牛膝、木瓜、天麻、草薢。蜜丸。（以产后，必病两足胕中筋掣痛，不耐走趋，知阴虚。每早轮服此，以温养肝肾。）

气火上炽，胃失下行，食下脘中碍痛。

辨诸：面长、身瘦，木火体质，忌用燥热劫津。

煎方　山栀子、川贝母、降香、苏子、橘红、枇杷叶、郁金、生姜皮。（此平肝和胃法。）

肝经郁火犯胃，气不下行，纳谷时觉哽噎。

辨诸：病由悒郁，强以酒解闷而起。

煎方　黄连、郁金、香豆豉、竹茹、半夏、丹皮、山栀、生姜。（此苦辛泄降法。）

胃弱，腑阳通降失司，纳食不易过膈。

证见：脘中窒塞。

外台茯苓饮加菖蒲、竹沥、姜汁 茯苓、人参、白术、枳实、橘皮、生姜、菖蒲、竹沥。（世俗每用白蔻、木香、沉香等能泄真气。）

肺胃之气不降，食下欲噎。

辨诸：与咳逆、痰多、舌黄、微渴证同见。

煎方 鲜枇杷叶、杏仁、栝蒌皮、山栀、香淡豉、郁金。（此轻剂清降法。）

热郁内伤肺胃，食阻而痛。

辨诸：素嗜热酒，法宜苦辛寒。

煎方 小川连、半夏、香豉、枳实、茯苓、姜汁。

酒湿郁伤脘中，食下阻痛。

煎方 小川连、半夏、姜汁、香豉、茯苓、枳实。

肝横刮胃，粒米入脘即痛。

辨诸：性情执拗、郁勃、气逆、受训责即痴呆。（案与食入胃中逾刻乃痛，属积滞者异。）

煎方 夏枯草、生香附、川贝母、土栝蒌、黑栀皮、化州橘红。（另一案：以大便渐溏，用茯苓、谷芽、陈皮、白芍、焦丹皮、炙甘草。)

肠胃气阻，得食腹痛。

证见：上及心胸，下攻少腹，甚至筋胀扰于周身脉络之间，大便欲解不畅。辨诸：痛随利减。

神保丸 木香、川椒、干蝎巴豆。每服一钱（案：此方峻厉慎用之。）

真阴大亏，又戕胃口，食过脘下辄腹痛。

辨诸：产后奇脉损，气冲结瘕，以苦辛攻瘀热，更伤胃气。

煎方 紫石英五钱（先煎廿滚，再入）、炒黑杞子、柏子仁各三钱、云茯神钱半、生沙苑一钱、又焦当归一钱（以小茴七分同炒）。

胃阳未复，食入有欲便之意。

证兼腹痛未止，知肝木尚横。

煎方 人参、茯苓、益智仁、木瓜、厚朴、青皮。（此泄木安土法。）

胃口大伤，肝复乘之，纳食即腹痛作泻。

证见：入夜咽干欲呕，知阴火内风，劫烁津液。

煎方 人参钱半、焦白芍、东仓米各三钱、诃子皮七分、炙甘草五分。

　　转方　去米加南枣一枚。（此酸甘化阴法。）

脾、肾兼虚，食减食进，逾时必有痛泻。

　　辨诸：色夺、肌消，操心病加，知属内损；虽见痰呛，治肺无益。

　　资生丸　人参、土炒白术、苡仁、山楂肉、神曲、橘红、扁豆、莲肉、厚朴、山药、茯苓、麦芽、芡实、桔梗、炙草、藿香、泽泻、川连、白豆蔻。食后服。

脾脏阳虚湿聚，食稍不运，便易泄泻。

　　辨诸：肌肉丰盛、脉沉缓、经来色淡。

　　煎方　人参、白术、茯苓、炙草、广皮、羌活、独活、防风、泽泻。（案：药能胜风，脾宜升运，故此方多用风湿。）

脾胃阳虚，运纳两惫，食下不化，食已欲泻。

　　辨诸：素有痰饮，知阳气已微，再加悒郁伤脾。

　　煎方　人参、白术、炙草、生益智仁、羌活、防风、木瓜、广皮。（脾喜升，胃喜降，此升降中焦枢机法。）

脾胃阳衰，临暮纳食，夜必腹鸣瘕泄。

证见：少腹有形，逐渐加胀，知浊阴下聚，忌食冷滞肥腻。

丸方 人参、菟丝子、茯苓、胡芦巴、舶茴香、上肉桂、补骨脂、砂仁、金铃子、肉果、山药。捣糊丸。

胃阳不振，早晨未进饮食，咳逆欲呕。

病系大吐血并遗精后，胁跳、背寒、肢冷、心胸热、阴阳两虚。

养营汤去芪、志 人参、黄芪、茯苓、白术、当归、白芍、熟地、甘草、肉桂、陈皮、远志、五味、姜、枣。（案：仅见晨咳欲呕不必用此大方。）

胃病，饱食则哕。

证见：两足骭皆痛，知阳明脉衰，不足以束筋骨而利关节。

苓姜术桂汤 即此四味。（此转旋阳气法。）

阴虚体质，夏季暑热伤胃口，不易饥，进食恶心。

忌食荤浊。

煎方 金石斛、炒扁豆、茯苓、广皮、广藿香、生谷芽。

胃阳困惫，食入逾时，必呕噫。

辨诸：疾走作劳伤阳，又患痢，再伤中，春令病加，知木旺乘侮土虚。

煎方　人参、茯苓、川椒、公丁香柄、乌梅肉、炒黄干姜。

胃虚肝乘，食过逾时，漾漾涌涎欲吐。

证见：脉濡涩。

煎方　旋覆花、代赭石、人参、半夏、茯苓、广皮。

中痞有痰，食已漾漾欲吐。

证见：咽阻、脉虚弦。

煎方　人参、吴萸、茯苓、半夏、广皮、姜汁。

肝邪犯胃，食入隔上即涌出。

辨诸：病由动怒而起，及脉弦、舌白、吐涎同见。

煎方　金铃子、延胡索、炒半夏、茯苓、良姜、砂仁壳。

肝郁于胃，郁极而发，得食气壅，得吐乃解。

辨诸：宿有疝病，此番自怒起病，甚至发厥。

煎方　炒黑川椒、炒小茴香、川楝子、橘核、青木香、青皮汁。

胃阳衰，食后吐出水液及不化米粒。

证见：二便自通，并不渴饮。

煎方　熟附子、半夏、白粳米、姜汁。

胃阳乏极，早上水饮米粥丸药，晚吐不化。

以酉戌浊阴升逆也。

煎方　吴茱萸、熟附子、良姜、川楝子、茯苓、草果。（此辛热开浊法。以先进平肝理气不效，故进一步用药。）

火土不相生，不司腐熟，早粥晚吐不化。

半硫丸　半夏、硫黄（此病应用补火生土法。因欲便不得，必肠间屈曲隐处无以旋转机关，故先服此丸。）

寒痰浊气凝遏脾阳，不饥食物不下。

辨诸：因恼怒时，食厚味而起，及苔白厚、口不渴、嗳气、脘痹。

煎方　厚朴、草果仁、生益智仁、连白广皮、荜拨、生姜汁。（此芳香辛温化中法。）

肝郁气逆，格拒食物。

辨诸：老年悒郁及自觉气自左升。

　　煎方　苦杏仁、茯苓、半夏、橘红、竹沥、姜汁。（此两通阳明厥阴法。）

志火内郁，气滞痰聚，清阳莫展，食入格拒。

　　证见：吐涎后乃可再纳，辨诸：多郁、色苍、目筋红。

　　煎方　川黄连、杏仁、桔梗、土栝蒌皮、半夏、橘红、竹沥、姜汁。（此病勿用豆蔻、沉香以劫津也。）

寒湿伤脾胃之阳，痞满妨食。

　　辨诸：脉沉、色黄。

　　煎方　焦半夏、茯苓、生益智、荜拨，冲入生姜汁，调入檀香末。（此辛温通阳法。）

胸次清阳少旋，浊痰阻气妨食。

　　辨诸：平昔喜进膏粱，知厚味凝聚蒸痰，因而上焦易壅，中宫少运。

　　威喜丸　茯苓、猪苓、黄蜡。用竹沥、姜汁泛丸。临卧服或购肆中现成者，以竹沥、姜汁和开水服亦可。

中宫损极，食不下咽，不知饥饱。

　　证见：粉浆下咽或呛或噎，知清阳不通；日泻数行，知下关亦不摄。

末服方　人参、扁豆各二钱、焦术、茯苓、苡仁各钱半、桔梗、炮姜、肉豆蔻各一钱、炙草五分、砂仁七分。研末，每钱半香粳汤调，日二服。

上焦湿热阻气，气痹不饥。

煎方　杏仁、土栝蒌皮、连翘、橘红、郁金、滑石。（另一案：气分痹阻不饥，照上方无连翘、滑石有黑栀皮、香豆豉。）

体质本怯，又湿热伤气，不嗜食。

辨诸：时当长夏湿热令行，肢起胘窠、神情烦倦。

丸方　人参、白术、广皮、五味、麦冬、川连、黄柏、升麻、葛根、神曲、麦芽、谷芽、干荷叶。泛丸。

热谷食汁不欲胃损。

煎方　麦冬、蜜炒知母、川贝母、竹叶心、地骨皮、嘉定花粉、生甘草、甜梨皮。

胃口伤，不饥不欲食。

辨诸：由药不对症，误进苦辛所致。（仲景称此为胃减。）

金匮麦门冬汤加减　麦冬、人参、甘草、大枣、粳米。内去枣、米加茯神、糯稻根须。

伤食，恶食不欲纳谷。

证见：小便短涩浑浊、大便频溏。

煎方 生益智仁、炒山楂、炒白芍、茯苓、陈皮、泽泻。（此分消法。）

肺气不舒，胃气亦不醒，不进食。

此上焦不行，下脘不通，周身气机皆阻也。

煎方 炒香枇杷叶、桔梗、紫菀茸、炒杏仁、米仁、白通草。

痰饮不食不饥。

辨诸：平素味过甘腻，知中气缓不主运，聚气结饮不渴饮，由饮属阴类，病久，发不焦毛不落，知非虚。

苓桂术甘汤 茯苓、肉桂、白术、甘草。（此外饮治脾法。）

暑湿与水谷之气相并，不饥不食。

辨诸：时当长夏，目黄、舌白，知湿热结于气分。

煎方 苦杏仁、茯苓、厚朴、广皮、半夏、姜汁。（另一案：不嗜饮食，照此方去广皮加白蔻仁。）

卫阳伤胃，气逆不纳不饥。

辨诸天暖气泄，烦劳伤阳，卫外之阳内应乎胃，因而胃气亦逆。

煎方　川斛、炒麦冬、大麦仁、木瓜、乌梅。（以已见胃病证候，且唇赤、舌干、微眩，故用药暂且缓顾卫阳，先顾胃液也。）

胃阳虚，不饥不食。

辨诸：形寒、浮肿、脉虚缓。

煎方　人参、生益智仁、茯苓、半夏曲、广皮、生白芍、煨姜。

胃阴虚，不饥不食。

证见：假寐、惊跳，知心营有热。

煎方　鲜生地、麦冬、知母、竹叶心、银花、火麻仁。

病后胃阴不足，不饥不纳。

胃属阳土喜柔恶燥，下行为顺。非四君治脾药所宜，以白术守补也。

煎方　麦冬一钱、炒火麻仁钱半、水炙黑小甘草五分、生白芍二钱。冲入清甘蔗浆一杯。

湿热阻于上焦气分，不饥不食。

辨诸：两寸脉独搏，知病在上焦气分，时当仲夏，知湿热客气加临。

　　煎方　半夏曲、栝蒌皮、滑石、黄芩、通草、杏仁。

郁伤心脾，生阳郁窒淹，淹不食。

　　辨诸：为母丧悲泣起病，又与面黄、唇淡证同见。

　　煎方　人参、茯苓、炙甘草、淮小麦、益智仁、石菖蒲。（此调理脾胃，佐以开益心气法。）

阳微食后吞酸。

　　丸方　茯苓四两、生于术、半夏、广皮各二钱、厚朴、淡干姜、淡吴萸、荜澄茄各一两、公丁香五钱。水和丸。

胃汁被劫，谷食入口即变酸味。

　　辨诸：与唇赤、舌绛、咽干证同见。及误服沉、桂、萸、连辛辣苦燥药。

　　煎方　细生地、炒麦冬、小麦、炙草、阿胶、炒麻仁、生牡蛎。（此柔和阳土法。与治脾有别。）

肝木肆横，胃汁被劫，谷味变作酸腻。

　　煎方　生牡蛎、阿胶、细生地、小麦、炒麻仁、炒麦冬、炙草。

温病余邪未清，谷气相并，不饱不饥，食入变酸。

辨诸：寒热已罢，舌边赤、中心黄。

半面温胆去甘草、茯苓、枳实加郁金、黑山栀　半夏面、陈皮、竹茹、郁金香、黑山栀。

湿热与水谷气并，口味皆变。

证见：头中空痛、两颊赤，辨诸：舌白、渴不欲饮、呕有痰涎。

煎方　淡黄芩、小川连、野郁金、白蔻、厚朴、秦皮、通草、猪苓。（此苦寒泄热，辛香流气渗泄利湿法。）

湿郁生热气痹，不饥不思食，五味入口皆变。

辨诸：与舌白、干呕证同见。

煎方　炒黄半夏、生益智仁、绵茵陈、广皮、厚朴、茯苓。（自湿郁不化反而大便鞭秘故用此方。）

脾胃气钝不醒，食下不化，嗳出不变气味。

（此病忌食走兽阴类，宜食无油腻之飞禽阳类。）

煎方　人参、茯苓、茯神、生益智仁、石菖蒲。调入檀香末。（此香温醒中法。）

肝阴虚喜酸味。

证见：头颠晕痛，知阳气逆乘。

煎方　原生地、白芍、漂淡天门冬、炒焦枸杞、乌梅肉、大麻仁、炙甘草。（案：胃之所喜即是补，嗜酸，即用酸甘化阴和阳法。）

肝阴胃汁枯槁，喜食酸甘。

肝属刚脏，宜柔和。胃为阳土，宜凉润。

煎方　人参、鲜生地、生白芍、麦冬汁、乌梅肉、阿胶。

情志多郁，喜食辛爽，爽口。

原案系阳痿症中见此一证，知因少阳郁结。

煎方　柴胡、薄荷、郁金、丹皮、山栀、神曲、广皮、茯苓、生姜。（案：凡病遇嗜辛嗜酸总属有郁，肺郁则喜辛开，肝郁则喜酸泄。）

支脉聚饮，食辛觉适。

病由寒湿而得，辨诸：寒月喘甚，食辛稍安。

煎方　杏仁、半夏、厚朴、苡仁、茯苓、姜汁。法丸。

湿温伤胃，阳气郁遏失宣，饮食喜得香味。

辨诸：舌灰白、渴不能多饮、膨闷不知饥、脉细。

煎方　人参、茯苓、橘红、半夏、厚朴、枳实。（此护持胃阳，佐以宣浊驱湿法。）

肝、肾阴伤，耗及五液，频渴安受梨蔗。

辨诸：久热舌色绛赤。

煎方　人参、知母、麋角胶、龟板。（案：喜食梨可知其肺液耗，喜食蔗可知其胃汁耗，即可先以梨汁蔗浆隔水炖服，救其上中。）

肝强侮胃，喜食麦面。

麦乃肝之谷，肝为将军之官，旺则惟其所欲，胃弱不敢与抗矣。

丸方　川连、人参、白芍、乌梅、干姜、桂木、川楝子、炒黑川椒为末。乌梅肉杵为丸。米饮下二钱。（此苦降辛宣酸泄法。）

阳明脉虚，胸中似冷，热饮乃爽。

辨诸：手麻、足冷及身动即带下如注。

煎方　人参、桂枝木、桑螵蛸、归身、茯苓、白芍、炮姜。

胃阳馁，阳微欲结，饮热酒，脘中爽快。

辨诸：时吐冷涎。

丸方　见本类，胃阳馁，少食颇安，过饱食不肯
下条。

郁伤脾胃，常脘痛，饮暖酒暂解。

辨诸：与情志不适、面痿黄、脉濡小同见。

丸方　人参、茯苓、广皮、半夏、苡仁、桑叶、丹
皮、桔梗、姜汁、炒山栀。研末，水泛丸。

清阳伤于上，服阴柔药食减，中痞食姜稍舒。

以酸腻碍阳气之旋运，辛则助阳之用也。

桂枝汤去芍加茯苓　桂枝、生姜、大枣、炙草、茯
苓。（此辛甘理阳法。萸、地甘酸固忌，黄芪、麦冬、
枣仁，能滞上焦更忌。）

胃弱惟茹素蔬，恶食腥膻。

胃阴虚，胃阳虚皆如此，证见：少寐多梦，当丑时
渍然汗出，知厥阴来乘。

煎方　人参、茯神、枣仁、炒白芍、炙草、龙骨。
送吞蒸熟五味子三十粒。（案：参、芍、草同用补胃，
不宜温者去参。）

阴亏阳旺，食辛辣热燥之物即觉不安。

因其助热烁液故觉不适，即此可以辨体偏燥热。

煎方　人参、萸肉、川石斛、磁石、淡秋石、胡桃肉、女贞子、旱莲草。

脾阳弱，运化无力，恶食柔浊之物。

辨诸天将明，阳气用事时，洞泻黏腻，病由经营纳食违时而得。

煎方　人参、生白术、茯苓、炙草、炮姜、肉桂。

胃病，食辛香厚味即病至。

证见：易怒、抽掣属肝病，夏至节两关脉弦长，合参之，知肝阳、胃火并旺。

丸方　羚羊角、犀角、川连、郁金、山栀、北秦皮、牛黄、胆星、橘红、生石膏、寒水石、金箔、方诸水法丸，竹叶灯芯汤送。

肝阳上升侮胃，胃惫，食鸡子病必加剧。

病为胁痛、吐血已愈，尚燥痒、咳呛、吐涎又纳少、肢软。

煎方　麦冬、玉竹、北沙参、生扁豆、桑叶、生甘草。冲蔗浆。（原案云：食鸡五病加知呆滞，凝涩之药，皆与病体不合。）

液虚脏燥，食辛辣及酒其病更甚。

病为心中热痛，少腹鸣胀、刺痛，大便不爽，经水不来。

甘麦大枣汤 甘草、小麦、大枣。（案：此症病机偏重在肝，可用魏玉横一贯煎更为的当。）

误药胃阳伤，饮蔗脘即不舒。

辨诸：多服苦辛胃惫，得甘亦不运，故饮蔗即脘胀、腹痛，顷之仍化动下行，便下稀薄。

煎方 人参、茯苓、煨姜、南枣、杏仁、厚朴。（上四味建立胃中清阳而和营卫。下二味取其降气，胃以下行为顺也。）

阳气积衰，食荤腥厚味即清晨泄泻。

四神丸 破故纸、五味子、吴茱萸、肉果。（案：原案因有下焦病见证，故用此方，如无肾虚证同见，用六君、四君、资生丸等足矣。）

胃阳不旺，浊阴内聚，食下不化，食生冷，脐上即痛。

辨诸：肌柔、色黯、脉小濡涩。

煎方 高良姜、草果、红豆蔻、厚朴、生香附、乌药。（此温通腑阳法。）

湿聚脾伤，清阳日陷，饮酒厚味即见肠红。

煎方　人参、茅术、广皮、炙甘草、生益智、防风、炒升麻。（此东垣升阳法。）

清阳受伤，偶食闭气物，即胸中痞闷不饥。

辨诸：脉小涩怕冷

煎方　杏仁、生益智仁、荜拨、厚朴、广皮、生姜。

营枯液耗，饮橘饼汤，心中如针刺。

橘味辛，营液亏则不受辛药也，病为上下失血。

煎方　人参、黄精、茯神、柏子仁、炙草、南枣。

过食酸致病。

因多食酸梅，助肝伤胃，致患失血。（案：凡食酸而得血分病，皆同此理。）

煎方　甜北沙参、麦门冬、生白扁豆、肥白知母、生甘草。

味过于酸致病。

病为呕逆、心痛，盖肝木乘胃也。（案：酸助肝，肝胜必侮胃土。）

煎方　人参、茯苓、淡干姜、炒黑川椒、桂木、生白蜜。（此大建中法。）

食酸性涩入里，气血呆钝成病。

病为心、胸痛胀及少腹，昔经行三日，今四日犹未已。

煎方　川楝子、延胡、当归须、小茴香、桃仁、韭白汁。（此以辛胜酸，宣通血络法。）

食酸助木，致胃土受侮成病。

病属络血上溢，由脘中阳逆，凡辛酸太过致病，救以甘缓，谷少气衰，尤忌沉苦。

煎方　川斛、北沙参、炒麦冬、白茯苓、生扁豆。甘蔗浆冲。

误药伤胃，汤药皆哕出无余。

辨诸：因虚患寒热、身痛，误用羌、苏、柴、葛之辛散，芩、栀、枳、朴之苦寒，转变致此。

煎方　秋石拌人参、火麻仁、南枣肉各一钱、生地、阿胶各二钱、淮小麦百粒。

胃伤极，不知饥，药下咽则呕。

辨诸：病已五旬，久乏谷气，又舌焦、微渴，知胃液伤，四末微冷，知胃气弱。

蒸露方　香粳露、香橼露、玫瑰露、银花露、米浆。

浊阴在上，阻塞气机，服参不受。

系应服参之病而服下，格拒膈间。

白通汤加人尿、猪胆汁　附子、生淡姜、葱白、人尿、猪胆汁。（此通阳泄浊法。案：此病不治，姑冀万一耳。）

阳分气衰，甘缓颇安，辛泄不受。

证见：卧着咳多，知蓄饮内聚，清气失旋。

苓桂术甘汤外台茯苓饮　上方：即此四味。下方：茯苓、人参、白术、枳实、橘皮、生姜。

营液大虚，不耐辛通，服辛剂不安。

先因脾虚、痰滞、脘痞，用大半夏汤，更脘痛、脉微、神倦欲寐。

生脉散　人参、炒麦冬、北五味。（案：此案服辛不安，外并无营液虚见证，鄙意当用四君。）

脾胃阳微不运不饥，服苦降，重坠，辛燥，愈不适。

清阳再受伤触故也。复辨诸：下午脘痛。

桂苓术甘汤　桂枝、茯苓、白术、炙甘草。（此转旋胸次清阳法。）

肝肾液涸，欲饮水以自救，渴欲饮水。

系伏温内发，辨诸：舌绛、鼻煤、肌肤甲错、干燥、心中热痛。

煎方　阿胶、鸡子黄、生地、天冬、川石斛、元参心。（此咸润救阴法。）

胃汁消乏，求助于水，入夜渴饮。

煎方　芦根、米仁、通草、茯苓、桑叶、西瓜翠皮。冲入白蔻末。（因夏令邪著气分，气壅津化浊痰，故用药如此。）

温邪郁于肺胃，津液日耗，渴饮不饥。

辨诸：冬春骤暖，天地失藏，人身应之，头痛、面赤、阳气独行。

煎方　嫩竹叶、桑叶、杏仁、麦冬、冰糖、炒石膏、生甘草。冲蔗汁。

湿郁成疟，寒来喜饮热汤，发热后反不渴。

辨诸：舌白滑，以热饮能暂通湿郁，郁解湿化，故又不渴也。

煎方　炒黄半夏、生益智仁、绵茵陈、广皮、厚朴、茯苓。（以湿中生热，热灼津不运行，至大便鞭秘，故用此方。）

饮邪未去，口干不欲饮水。

辨诸：素嗜酒又与面亮、舌白、胸痹、得嗳稍舒、有汗、脉弦右涩同见。

煎方　半夏、茯苓、枳实、川连、吴萸、姜汁、竹沥。

饮浊停留脘底，不嗜汤饮。

证见：呕吐味带酸苦，呃逆饮热汤不减，知肝胆侮胃，胃气掀腾如沸。

紫金丹　牛黄、狗宝、冰片、鸦片烟各六分、广木香二两。为末，人乳丸。重五厘，金箔为衣，含化一丸，日三次。

肺气不降脘痹，饮下作痛。

治法当开上焦。

煎方　枇杷叶、大杏仁、白蔻仁、苏子、橘红、降香汁。

肝厥犯胃，滴水不能下咽。

辨诸：与脘痛高突而坚，呕清涎、血沫、肢冷肤麻同见，又捶背病势略缓。

煎方　开口吴茱萸、金铃子、炒延胡、生香附、高良姜、南山楂。

肺气痹阻，纳食无碍，咽水则呛。

　　喉属肺，咽属胃故也。病属湿邪干肺，喉暴痛。

　　煎方　枇杷叶、马兜铃、通草、射干、米仁、茯苓。

湿伤脾胃，胃阳微过，饮即溏泻。

　　苓桂术甘汤　茯苓、肉桂、白术、甘草。

痰饮经月，不渴不饥。

　　辨诸：久病不知饥饱，而不见皮枯毛瘁。

　　煎方　炒焦熟半夏、枳实、高粱米、茯苓、姜汁。

肺热膈消。

　　证见：热灼。（此症多分载饮食、小便两类，可楂阅。）

　　煎方　枯黄芩一钱煎汤，溶入阿胶三钱。（此苦降以轻，咸补以重法。先清肺以平气火，继此再商滋养血液。）

元阳变动为消。

　　河间桂苓甘露饮　滑石、石膏、寒水石、甘草、白术、茯苓、泽泻、猪苓、肉桂。每服五钱。

痰饮类

阴亏火旺，脏阴五液为阳蒸变痰。

　　辨诸：形长饥瘦，禀质偏热，此非如寒饮，可用阳药温通者。

　　煎方　人参、芪肉、石斛、磁石、秋石、胡桃、女贞、旱莲草。（案：痰为全症中一端，此就全症立方，如去参、芪、桃加花粉、竹沥。即嵩治痰矣。）

病后早食厚味，蒸化为痰。

　　丸方　风化硝、栝蒌仁霜、枳实、郁金、生茯苓、姜汁、炒山栀、竹沥。法丸。

肾藏不固，交春气自下升，痰多。

　　证见：食少而服参、术不合，知禀质为阳，不受刚燥。

　　丸方　熟地、茯苓、补骨脂、胡桃肉、杞子、五味、牛膝、远志、车前。蜜丸。

下元虚，气不摄纳，痰饮上泛。

　　证见：咳不能着枕卧，辨诸：年老脉沉，病在暮夜，寐后，阴时，以饮为阴类也。

　　小青龙去麻、辛、草　桂枝、白芍、干姜、半夏、五味子。（此开太阳以撒饮下趋法。）

肾虚不纳气，五液变痰饮以上泛。

此病不可，以肺咳消痰治。

桂苓味甘汤八味丸　上方：即此四味暂用撤饮。下方：桂、附、熟地、萸肉、山药、茯苓、丹皮、泽泻。（常用以收纳阴中之阳。）

下虚不纳浊，泛痰有秽气。

证见：呕逆。

煎方　熟地炭、炒杞子、川斛、茯神、炒牛膝、紫衣胡桃肉。

老年痰火内郁，痰有秽气。

证见：咳逆。

煎方　芦根、苡仁、桃仁、丝瓜子、葶苈、大枣。（徐灵胎云：即兼肺痈治法。）

肾虚寒水上泛，痰沫味咸。

辨诸：与脊背上下引痛同见。

真武汤　茯苓、白术、白芍、附子、生姜。

二服后，转方　用人参、半夏、茯苓、桂枝、煨姜、南枣。

肾虚水泛，浮阳上升，痰咸。

丸方　熟地、苁蓉、骨脂、远志、茯苓、胡桃肉、青盐。以红枣肉捣丸。（此咸补甘泻实下法。盖甘能化咸，土制水也，土培则水下趋矣。）

阴水内亏，阳火来乘，唾痰灰黑。

此损怯之萌，胃旺食未减，少者静养百天，并服药调理，可许复原。

丸方　熟地、天冬、川斛、茯神、远志、山药、建莲、芡实、秋石、猪脊髓。丸。

阳微痰黑。

辨诸：与食入不化同见。

煎方　人参、桂心、生益智、茯神、广皮、煨姜。

精气不充，水亏火炎，晨吐黑痰。

辨诸：初春脉动而不鼓，此病不必治痰，因胃旺能纳谷，可用滋填。

膏方　牛骨髓、羊骨髓、熟首乌、大熟地、远志肉、覆盆子、五味子、韭子、菟丝粉、金樱子粉、芡实、莲子。以龟、鹿、海参、淡菜、线鱼各胶收膏。

怀妊将三月，肝气攻冲，呕吐红痰。

辨诸：与胁癖同见。

煎方　细条芩、生白芍、川楝子、栝蒌皮、半夏曲、橘红、竹茹、生姜。

胃阳伤，晨起呕痰。

即辨诸：晨起未纳饮食，其时胃中空乏，所有胃弱不归正化之痰饮，乘阳动而呕出。

小半夏汤加味　半夏、生姜加秫米。

二便同病类

阴精既损，肾气亦不摄，二便时气坠极甚。

本血淋症证兼管痛。

煎方　咸苁蓉、柏子仁、枸杞子、大茴香、茯苓、牛膝。

气分在上结阻，致中下不通，二便不爽。

系喘、胀同病，辨诸：呼吸不利，用分消泄肝通腑诸法，皆不应。

煎方　麻黄、杏仁、石膏、甘草、苡仁。（此开鬼门法。）

肝郁气痹，勉进水谷，小肠屈曲不司变化，二便不爽。

辨诸：气攻腹胁，泄气乃安。

小温中丸　白术二两、茯苓、陈皮、熟半夏、炒神曲各一两、生香附两半、炒苦参、黄连各五钱、甘草三钱、醋炒针砂两半。研末为丸。

温邪化热，肺痹，便溺不爽。

　　辨诸：与喘急、消渴、胸满同见。

　　煎方　淡黄芩、知母、鲜生地、阿胶、天冬、花粉。

血分瘀热结痹，二便涩少，不爽。

　　证见：能食不渴，辨诸：久病小腹坠，进辛香疏气，苦辛开腑均不应。

　　煎方　归须、桂枝木、桃仁、郁李仁、红花、小茴香、川楝子、制大黄。（此化瘀通幽法。）

肾无藏液，气不运化，二便皆涩。

　　精不足以化气也。

　　煎方　黄柏、知母、龟甲、人中白、肉苁蓉、肉桂。蜜丸。（方义为知柏苦寒滋水源，龟潜通阴，人中白咸重利溺，苁蓉咸温通便，桂化风也。）

厥阴气闭，疏泄失常，二便皆涩。

　　辨诸：少腹满胀。

　　煎方　归须、小茴香、橘红、穿山甲、两头尖、乳

287

香、老韭根、川楝子。(此驱浊泄肝法。)

肝肾精血残惫，液无以濡，气无以送，二便艰阻。

　　证见：肢麻、言蹇、足不能行，知内风暗动。

　　煎方　苁蓉、枸杞、当归、柏子仁、牛膝、巴戟天、川斛、小茴香。(肾恶燥，故用辛润温滋法。)

脏阴、腑阳皆伤，溲不爽，大便艰涩。

　　证见：少腹拘急、胀痛，得泄气则胀宽，食少阻脘，抚摩始下，带久不已。

　　煎方　人参、归身、杞子、茯苓、麋茸、河车。此方早服。震灵丹：内药：为禹粮石、赤石脂、紫石英、代赭石、乳香、没药、五灵脂、朱砂。此丹晚服。

湿著脾胃，郁久化热，溏泻溺赤不爽。

　　辨诸：久雨阴晦，入山行走得病，热自湿中郁化而出，当以湿为本治。

　　煎方　生茅术、炒厚朴、新会皮、茯苓皮、草豆蔻、绵茵陈、猪苓、泽泻。磨入木香汁。

血液枯，气愈结，二便欲出痛如刀割、针刺。

　　辨诸：初患胀屡投攻下，再夺血液致此。

　　煎方　杜牛膝即臭花娘一两、黑豆皮五钱、琥珀一钱、麝香一分。二便通后，接服当归、郁李仁、冬葵子、茺蔚子、杜牛膝。

气分郁痹，致中阳不运，昼则便利不爽，夜则小溲略通。

系肿胀症，不渴饮。

大针砂丸　针砂、余粮、蛇含石、羌活、川芎、三棱、蓬术、白蔻、白蒺、陈皮、青皮、木香、大茴、当归、牛膝、炮姜、炮附子、肉桂。以神曲糊丸。

胃中不和，小溲不爽，大便闭。

证见：舌赤、咽干，知阳明液少；但痰多，不饥不食，先宜通降胃气。

煎方　炒半夏、竹茹、枳实、花粉、橘红、姜汁。

肠胃热壅气郁，二便交阻。

煎方　川连、黄柏、川楝子、吴萸、黑山栀、青皮、重用通草。海金沙煎汤代水。

腑阳不行，二便皆秘。

证见：少腹胀痛。

玉壶丹　上硫黄、真麻油。为细丸。每服叁分，渐加至一钱。

湿热壅阻，小肠腑气不行，二便皆秘。

辨诸：与腹满坚实、足跗肿痛同见。

煎方　黄芩、黄连、厚朴、枳实、青皮、丹皮、山栀皮、莱菔子。（此苦燥湿寒胜热法。）

湿热壅痹，小肠火腑失变化传导之司，二便闭。

辨诸：年壮体盛，膏粱酿积，右胁壅痛。

煎方　芦荟、川楝、郁李仁、桃仁、当归须、红花。（此沉苦通调法。夜服小温中丸二钱，丸为芩、术、橘、半、神曲、香附、苦参、黄连、甘草、针砂。）

湿热壅肺，窍闭气不通降，二便不通。

辨诸：与泄泻同见。知有湿；身发赤块，知有热。

苇茎汤加减　苇茎、苡仁、桃仁、瓜瓣。去瓜瓣加滑石、通草、西瓜翠皮。（此宣通肺气法。）

小肠火腑不利，小便涩气坠愈不出，大便四日一通。

辨诸：知味能食，逾时作胀。

滋肾丸　黄柏、知母、肉桂。每早服三钱，淡盐汤送。（案：火腑不通，腹中胀满者，叶先生另有一案，用更衣丸一钱六分。）

血枯燥结，小便胀，通利方安，大便数日一通，燥坚殊甚。

　　丸方　当归、苁蓉、郁李仁、冬葵子、牛膝、小茴香、茯苓、车前。蜜丸。

脾肾损伤，小溲淋浊，便粪渐细。

　　辨诸与能食不化，年未衰老，发已堕落证同见。

　　济生丸　桂、附、地、药、萸、苓、丹皮、泽泻、车前、牛膝。内以茯苓为君，照肾气古方，分量加倍，又熟地分量减半。

肾精内夺，溺溲不禁如淋，大便不爽。

　　辨诸：骨痿、肉消。

　　河车人乳膏　即此二味，人参汤化。

肾关枢机废，阳腑失司，便频溲涩。

　　证见：日行五、六次，黏腻黄赤紫，溲随大便稍通，勿误为有余积滞。

　　四苓汤加味　白术、茯苓、猪苓、泽泻。加椒目、厚朴、益智、广皮白。（案：六腑以通为补，此症虽属脏损，仍必先治标病。）

伤食，小便短涩、浑浊，大便频溏。

　　辨诸：恶食不欲纳谷。

煎方　生益智仁、广皮、茯苓、泽泻、炒白芍、炒山楂。

肝肾之气下坠时，欲二便。

煎方　酥龟板八钱、甘杞子六钱、关沙苑、覆盆子各四钱、鹿角霜、山萸肉、川杜仲、巴戟天、韭菜子各三钱、台乌药一钱。

前阴类　前阴　疝

心阳扰动，吸伤肾阴，时时茎举。

辨诸：思虑太过。

煎方　龟腹甲、知母、黄柏、人中白。

肝液不足，茎痿不举。

煎方　白芍、萸肉、小麦、炙草、白石英、南枣。

心气不下交于肾，阳事不举。

辨诸：年未三旬，知非如老年阳衰，可用温热以填髓海。

丸方　熟地、雄羊肾、杞子、骨脂、茯神木、远志、茯苓、胡桃、青盐。以鹿角胶丸。（此温填髓海补肾，以交合心气法。）

郁伤少阳，气血不条畅，阳痿。

证见：精滑，上热火升，辨诸：素多焦虑，脉小数涩，喜食辛酸爽口。

煎方　柴胡、薄荷、郁金、丹皮、山栀、神曲、广皮、茯苓、生姜。（此症郁而非虚，故用二至，百补通填无效。）

湿热流入阴筋，阳痿。

辨诸：病起于长夏，暑湿、时令及目赤、善食，知水谷之湿化热蕴于肝胃之络，并非阳衰。

煎方　生虎骨、苍术、熟地、黄柏、茯苓、龟板、天冬、石决明。（此苦以坚阴，燥以胜湿，介以潜阳法。）

心阳久吸肾阴，茎缩。

辨诸：老幕办事，曲运神思。

斑龙聚精茸朱合方　上方：鹿角霜、鹿角胶、菟丝、柏仁、熟地、茯苓、骨脂。中方：黄鱼鳔胶、沙苑、五味。下方：鹿茸、朱砂、附子、阳起石、鹿角霜、鹿角胶、地黄、当归、苁蓉、枣仁、柏仁、黄芪。

肝胃湿热，下渗前阴，阳缩。

辨诸：胁下常汩汩有声，不知饥，嘈杂吞酸，脉长而数。

　　煎方　苍术、茯苓、半夏、橘红、通草、当归、柏子仁、沙蒺藜、川楝子、小茴香。数剂后，即以此为丸。

肝肾精血亏损，阴器宗筋短缩。

　　辨诸：未壮强通其精，今与腰膝痠痛、腿足消瘦、筋骨拘挛同见。

　　煎方　熟地、归身、牛膝、肉桂、黄柏、续断、钩藤、线鱼胶。空腹服。（此滋肾舒肝法。）

肝血肾精损，外肾寒冷、拘束。

　　煎方　当归身、枸杞子、沙蒺藜、小茴香、生牡蛎、炙鳖甲。（此温肾凉肝收纳，佐以流通法。）

湿甚热郁，溺窍气阻成淋，茎管窄隘。

　　辨诸：素嗜酒，知湿热之气肝胆先受，滓汁次及肠胃。

　　煎方　料豆皮、牡丹皮、黑山、芦荟、龙胆草、真青黛、胡黄连、金银花。

瘀阻成淋，尿管闭塞。

　　辨诸：病由忍精不放而得。（案：思色精动未出，及老人气不足送精全出。皆能致此。）

虎杖散　杜牛膝、俗名臭花娘子，煎汤，调入麝香细末三分。

下焦脏阴虚馁，肾气不摄，溺管痹痛。

证见：二便不爽，辨诸：年老已衰。

济生肾气汤　附子、桂枝、熟地、萸肉、山药、茯苓、丹皮、泽泻、车前、牛膝。细绢滤清服。

心阳下注，肾阴暗耗，溺出茎痛。

煎方　柏子仁、茯神、川石斛、天冬、穞豆衣、黑芝麻。

湿热阻隧，患淋点滴，茎中痛痒。

辨诸：夏令趾烂，知蕴湿热；少腹坚满，知气不流行，膀胱撑满，并非虚证。

五苓散　白术、茯苓、猪苓、泽泻、肉桂。

湿热下坠，淋浊，茎中痛。

辨诸：脉左垂入尺。

滋肾丸　黄柏、知母各二钱、肉桂二分、研末，饭和丸。每服三钱。

老人精败化浊阻窍，欲溺茎中必痛。

证见：得泄痛减，服守补升补，苦坚滋腻，固涩均加剧。

煎方　生地、女贞、清阿胶、稽豆皮、益母草、琥珀屑。（案此方极巧妙，盖补则碍病，泻则碍虚。今前四味补而不钝。后二味通而无伤。）

肺津胃汁枯槁，肠中无以运行，溲溺欲出，尿管必痛。

辨诸：童真知非下虚。

煎方　甜杏仁四钱、甜水梨皮三钱、麦门冬二钱、蔗浆一勺。（此润滋化源法。以其泉源竭也，大忌分利。）

肾精虚，精浊下注，管痛。

证见：汗出知阳越；面赤知相火升；嚏涕交作知肺受熏灼，辨诸：阴精未充，早泄。

煎方　牛、羊、猪三种骨髓、茯苓、枸杞、萸肉、山药、湖莲、芡实。（精不足者补之，以味纳食如常者可用。）

肾气不收，血淋，管痛。

管痛证，腑热为多，辨诸：每溺或大便，气坠下极甚。

煎方　咸苁蓉、柏子仁、枸杞子、大茴香、茯苓、牛膝。

阳明气血两伤，宗筋失润，阴茎作痛。

证见：痛甚欲愦，辨诸：思虑伤中、恒郁伤气、劳倦耗血。

当归补血汤加味　炙黄芪一两、酒当归二钱。加人参、甘草、秦艽、桂心、红花。继用归脾汤调理。

火腑湿热蕴结，肝失疏泄，阴器肿大、热痛。

辨诸：因怒而发宿疝。

滋肾丸　黄柏、知母、肉桂。（此苦寒制热，反佐辛热，以开血中郁痹法。忌用温补升阳。）

劳伤精关，肾气虚，溺后茎中空痛。

辨诸：与腰冷、膝骨酸软证同见，又卧床必垫实，腰脊虚象大著。

丸方　菟丝子、覆盆子、家韭子、芡实、沙苑、补骨脂、舶茴香、金樱子、线鱼胶丸。（以病已胃弱，食少，忌用腻滞、苦寒。）

膀胱寒湿凝滞、阴茎囊肿。

五苓散加味　白术、茯苓、猪苓、泽泻、肉桂。加独活、防己。

阳微浊聚，浮肿、囊大。

证见：至晚肿胀愈加，肝络前阴，肝邪夜甚，知为肝病，食蟹咸寒沉坠，知病属寒冷。

煎方　粗桂枝、吴茱萸、川楝子、茯苓、生牡蛎、泽泻、冲青皮汁。

湿热下注，囊肿形坚。

煎方　龙胆草、黄柏、芦荟、山栀、知母、海金沙、猪苓、泽泻、细辛。

郁气下坠，肾囊胀，青筋外突。

辨诸：病由郁怒腹胀，服快气药，胀入小腹，而下成筋疝。

煎方　归须、橘核、青木香、青皮、小茴香、黑山栀、青葱管。

胃阳衰，肝邪乘之，凝寒不解，阴囊下坠。

此寒疝也。

煎方　人参钱半、茯苓三钱、炮乌头、泡淡吴萸、淡干姜各一钱。

湿热下坠为疝，肾囊睾丸肿大。

证见：腰胯气痛，辨诸：脉沉弦、舌灰、边白。

煎方　萆薢、黄柏、山栀、茯苓、丹皮、防己、猪苓、泽泻。（此利湿分消法。）

劳怒伤肝，营液日耗，气燥热聚，下结为疝，睾丸肿硬。

煎方　细生地、天冬、茯神、陈小麦、阿胶、南枣肉。

下寒睾丸偏大。

辨诸：下体冰冷。

丸方　川乌头、熟川附子、川椒、川楝子肉、吴茱萸、胡芦巴、舶上茴香。研末，黑豆汁和丸。

下元亏，睾丸偏大而木。

辨诸：年已衰老与夜溺有淋同见，非寻常疝病，可用辛香泄气之比。

丸方　鹿茸、当归身、炒韭子、炒黑川椒、补骨脂、舶上茴香。以羊内肾捣丸。

阳衰，浊阴凝聚肝络，睾丸偏坠。

证见：脐旁动气，少腹结疝，辨诸：前病劳伤，服温里而效。

    煎方　当归、淡苁蓉、枸杞子、茯苓、舶茴香、安息香。

肝络寒湿，睾丸痛。

    辨诸：痛引少腹，得呕气，泄则止。

    丸方　川楝子、小茴香、淫羊藿、胡芦巴、杜仲、茯苓、半夏、韭子、砂仁、防风、当归、漂淡苁蓉、泡淡吴茱萸。双合水泛丸。

湿伤脾胃，下注小肠，虫从溺窍而出。

    证见：粪溏完谷系湿蜃内蕴，运化失司，宜用苦，不可温补。

    煎方　黄柏、草薢、槐米、茯苓、猪苓、泽泻。

    转方　（用黄连、黄柏、茅术、厚朴、泽泻、槐角子、木通、使君子、淡竹叶。）

精血内空患疝。

    辨诸：稍劳必疝坠，按之有声而解，知内空而气乘之，非因寒也，不宜辛热。

    煎方　熟地、茯神、炒远志、线鱼胶、柏子仁、五味子、沙苑子、紫衣胡桃肉。（此摄固下虚法。）

精空气结成疝。

经云：冲脉为病，男子内结七疝，女子瘕聚。此疝犹血空、气聚之瘕也，辨诸：始病痿躄，今形消肉脱。

丸方　鲜河车一具水煮捣烂，入山药、建莲末。拌匀丸如梧子大。清晨人参汤送服。

湿热内蕴，阻塞成疝。

辨诸：二便不通爽，辛泄肝邪无效。

煎方　寒水石、海金沙、猪苓、泽泻、通草。冲木香汁。（此开通太阳法。）

下元虚，阴浊冷凝成疝。

辨诸：高年

丸方　生炮附子、淡干姜、炒大茴香、研末。真水安息香捣为小丸。以人参末为衣。

督任阳虚久疝。

辨诸：衰年及辛香泄肝，甘温升补脾，均无效（案：纵欲无度伤及奇脉者，亦多是病。）

煎方　生鹿茸三钱、鹿角霜、沙蒺藜各一钱、当归二钱、生菟丝子五钱、川桂枝尖五分。饥时服。

劳怒致伤，肝风入络，筋疝。

煎方　肉苁蓉、补骨脂、当归须、小茴香、韭子、茯苓、胡桃肉、青盐末。羊内肾蒸熟和丸。（此通补息风法。）

淋浊遗精类

湿热下注，气坠不通，淋闭。

证见：点滴痛痒，辨诸：夏秋足指先腐，知下蕴湿邪；少腹坚满，知膀胱气撑不化。

五苓散　白术、茯苓、猪苓、泽泻、肉桂。

心火下陷小肠，火腑不通淋浊。

辨诸：小便不利。

导赤散加改　生地、木通、甘草梢、淡竹叶、内生地用细者。又加赤苓、瞿麦。

败精腐阻内窍，淋浊。

辨诸：由情欲得病，与湿热著于气分，可用五苓、八正者异。

虎杖散　杜牛膝一两五钱捣汁；冲入麝香三分。

下虚，阳坠入阴，淋浊紫黑。

辨诸：年已望七，溺出不痛，属虚；常饮火酒，知阴火腐化败精，色成紫黑，非久积宿瘀。

煎方　细生地、清阿胶、黑稆豆皮、赤芍、丹皮。冲入童便。

下焦不固精浊。

便浊、精浊两者迥殊，辨诸：素有梦遗，浊发遗止，知为精浊，用分清饮、八正散治浊，套药与此无涉。

煎方　熟地、远志、沙蒺藜、线鱼胶、山萸肉、覆盆子、菟丝饼、生龙骨、茯苓块。

阳伤欲亡，精摇下泄。

辨诸：脉虚、色白、陡然大瘦、夜不静卧，由暴寒折阳，致时时惊惕肉瞤，神气发躁。

救逆汤　桂枝、炙草、生姜、大枣、蜀漆、龙骨、牡蛎。（即桂枝去芍加蜀漆龙骨牡蛎救逆汤之简称。）

肾精虚，精浊下注。

证见：管痛又阳越，则汗出，相火升则面赤，肺受薰蒸则嚏涕交作，病由阴精未充，早泄而来。

煎方　牛、羊、猪三种骨髓、茯神、枸杞、萸肉、山药、湖莲、芡实。精不足者补之，以采纳谷如昔，可以填补。（灵胎谓：味补莫若饮食。甚是。）

久泄关键不摄，精腐变浊，精浊同下。

辨诸：精血未满早婚，口舌上溢咸味，又肾虚，气漫为胀。

丸方　生菟丝子粉、蛇床子、覆盆子、陕沙苑子、家韭子、五味子、鳔鱼胶丸。

湿热郁伤脾胃，气分自馁，遗泄。

辨诸：时当长夏，劳烦即发，面色黄、神倦、食少、脉不数搏，知非阴虚。

归脾汤加减　人参、白术、茯神、枣仁、龙眼肉、黄芪、当归、远志、木香、炙甘草、生姜、大枣。内去黄芪、桂圆加益智、龙骨。（此养脾法。）

阴伤于下，渐延中宫，遗泄。

辨诸：知识太早，致精血难充，又与形瘦、肌槁、脐左动气、食减易饥同见。

煎方　鹿角霜、龟腹板、白茯苓、枸杞子、柏子仁、炙甘草、沙蒺藜、炒黑远志。（此柔剂温药，取坎中寓阳之意，以沉阴妨胃，刚补劫阴也。）

风火内燃，营阴受劫，遗泄。

辨诸：色苍、性躁、脉数，早上牙宣龈血，并心痛引背，胁肋皆胀痛，能进食。

煎方　细生地、阿胶、牡蛎、玄参、丹参、白芍、小麦、南枣。（此柔养息风缓急法。以辛温香窜破气伤液，适助燥热也，忌用。）

阴虚阳火下降，湿热随而下注，遗精。

辨诸：色苍、脉数、烦心则遗；此非固涩所能愈。

煎方　萆薢、黄柏、川连、远志、茯苓、泽泻、桔梗、苡仁。（灵胎谓：桔梗不类。）

肾阴内损，心阳暗炽，寐则遗精。

寐则心阳下归于肾也。又辨诸：心热、口渴、脉细涩。

天王补心丹　见本类，心阴不足条，每服三钱，连四服。

肾中有火，阴精得热妄行，频遗。

辨诸：年少不见虚象，又与不寐心嘈证同见，失治将来有肾消之累。

煎方　焦黄柏、生地、天冬、茯苓、煅牡蛎、炒山药。

督任失司久遗。

辨诸：小溲淋漓、下身冷、腰脊髀酸，明是肾虚

305

寒，而填精固精都不应，知黏腻涩药未能走入奇经。

丸方　鹿茸、补骨脂、家韭子、蛇床子、生菟丝子、覆盆子、金樱子、琐阳、生杜仲、炙草、茯苓、黄精羊内肾、青盐。和丸。

肾关不固，阳明脉络亦空，久遗。

辨诸：纳谷少而不甘，知胃气亦弱。

寇氏桑螵蛸散　桑螵蛸、远志、龙骨、石菖蒲、人参、茯苓、酥炙龟板、当归。（胃已弱，故不用滋填。）

神驰精散，久遗滑漏。

辨诸：冲年知识太早即遗真阴，不得充长，精损难复，脉上动尺芤，恃药无功，务宜断欲。

妙香散桑螵蛸散　上方：见本类。下方：螵蛸、人参、茯神、远志、菖蒲、龙骨、龟板、当归。早晚并进，（此理心脾交心肾法。）

肾气不摄，关键不固，元精滑溢。

辨诸：口泛咸味，知属肾病；又成婚太早，知由精髓未充早泄所致。

丸方　生菟丝子粉、蛇床子、覆盆子、沙苑子、家韭子、五味子末、鳇鱼胶丸。

下损及中，关键又滑溜，滑精。

辨诸：食减至半，知损及中焦，初以心动得病，久则心不动亦自出，知窍滑。

妙香散加金箔　见本类，心阳注肾条（原案云：损及中焦则萸、地滋腻滞，胃下焦之阴，未益中宫之阳，先伤苦寒更忌。）

精不充旺，易泄精薄。

辨诸：未曾成丁，早轻破身。

煎方　鹿鞭、羊肾、淡苁蓉、巴戟、枸杞、菟丝、琐阳、牛膝、舶茴香、青盐。

藏纳浅鲜，心肾不交，梦遗。

即辨诸：有梦及与冬令牙宣同见。

丸方　熟地、枣仁、茯神、远志、女贞子、旱莲草、湘莲、龙骨、人中白、金箔。蜜丸。

脾肾两虚，梦遗。

辨诸：面色黄、食少、腹胀、便溏、脉左弱右弦，此非阴柔涩腻药所可愈。

丸方　生菟丝子、覆盆子、蛇床子、五味子、韭子、煨益智仁、补骨脂、龙骨、建莲。粉丸，（此煦阳以涵阴法。）

心阴不足，阳气易升易降，梦遗。

辨诸：夜读必痰多、鼻塞，知气升塞窍，寐则阳气直降，精又下注。

天王补心丹　生地、人参、元参、丹参、枣仁、远志、茯神、柏子仁、天冬、麦冬、当归、五味、桔梗、石菖蒲。蜜丸，辰砂衣。

阴虚阳动，常有梦泄。

辨诸：面色苍、身瘦、脉数。

六味丸加减　熟地、萸肉、山药、茯苓、丹皮、泽泻。内去丹、泽加湖莲、芡实、五味、远志、秋石。用金樱膏丸。

心阳注，肾阳坠入阴，先梦旋遗。

辨诸：欲萌不遂而起，久则精血损，而筋骨痛，下损及中，食不运化。

妙香散　人参、益智仁、茯神、茯苓、远志、朱砂、龙骨、甘草。（此病损已及中，忌用萸、地之腻滞，即固涩亦难见效。）

心气不足，精因气夺，有梦乃遗。

辨诸：平日操心过度，心悸多惧，寐不甚宁，知非关酒色之伤。

妙香散　见上条（此养无形之气，以固有形之精法。）

肾虚溺涩用力努挣，精从茎管沥出。

证见：两耳失聪，知肾窍失司；身肢麻木，知肝风暗动。

煎方　熟地、枸杞子、苁蓉、石菖蒲、远志、当归、沙苑子、巴戟天。（此滋液熄风法。）

小便类　小便　溺血　附关格

阳飞欲脱，遗尿

辨诸：与目瞑、口开、面亮、汗油等证同见，难挽之症。

参附汤加　人参、制附子、加五味子，再入童便。（此两摄阴阳，接续元真法。以希万一。）

下虚不纳，遗溺。

证兼神呆、夜不安寐，知阳气不交于阴，虽有痰火，不宜攻消。

煎方　龟腹甲、熟地炭、苁蓉、天冬、虎骨、牛膝、杞子、黄柏。（灵胎谓：心肾同病，先治心，拟人参、炙草、茯神、益智、枣仁、龙齿、甘菊、半夏、天麻。）

心火下陷，阴失上承，溺浊不禁。

　　浊属心肾，与淋属肝胆异。

　　煎方　人参、生地、茯神、远志、川连、柏子仁。

肾阳虚，膀胱不化，小溲晨通暮癃。

　　辨诸：吸气微，足跗浮肿，知太阳失开；呕沫，不饥，知阳明亦失阖。

　　煎方　牡蛎、泽泻、防己、茯苓、干姜、五味子。（此开太阳以逐饮法。或因呕沫不饥，拟用六君，宜补脾胃，然以小便辨之，知不能效。）

五液告涸，昼日溺少。

　　系噎膈反胃病与交早咽燥证同见，不编入噎膈反胃类者，欲人触类旁通也。

　　大半夏汤加黄连、姜汁　半夏、人参、白蜜。

阴液消亡，小溲短赤。

　　辨诸，为疟热所伤，证见：不饥，不纳，知伤在胃阴。

　　煎方　人参、生地、天冬、麦冬、川斛、蔗浆。（此甘凉养胃法。与过腻阴药有别。）

中虚夹暑，小溲赤浊。

系疟疾，辨诸：寒起四肢、又不饥不食，知病邪在胃，邪之所凑，其气必虚，病虽实，体涉虚也。

　　煎方　人参、茯苓、广皮、熟半夏、厚朴、生益智仁。临服入姜汁三分。

阴精内耗，阳火内燔，溲溺浑浊。

　　证见：渴饮，频饥，知由上中及下而为肾消、舌碎、绛赤，知阴不上承。

　　煎方　熟地、萸肉、山药、茯神、牛膝、车前。

败精浊瘀阻窍，溺出浑浊如脓。

　　辨诸：遗后浊痛皆平，知旧瘀同去，有时遗后浊痛转甚，知新瘀又积。

　　汁方　鲜杜牛膝根洗捣汁半茶杯，调入麝香分许，炖温空腹服，淋通即止，病发再服。（案：可用人中白、两头尖、韭白汁。）

温邪蔓延三焦，小溲点滴浑浊。

　　紫雪丹　黄金、寒水石、石膏、滑石、磁石、升麻、元参、甘草、犀角、羚角、沉香、木香、丁香、朴硝、硝石、辰砂、麝香。（以已内闭昏昧，故用此丹。）

肝肾气虚，溺有遗沥。

辨诸：腰酸、脉左细劲。

丸方 熟地、归身、枸杞、杜仲、茯苓、柏子仁、补骨脂、紫衣胡桃、青盐。用炼蜜和丸。

厥阴病，小溲沥滴。

辨诸：与舌干、消渴、头痛、心下烦疼、无寐、多躁、少腹胀满、时时痉搐等证同见。

煎方 鲜生地、阿胶、鸡子黄、小黑稽豆皮。煎半盏，送滋肾丸二钱。丸：为黄柏、知母、肉桂。

肝肾阴虚，溲溺滴沥、酸痛。

辨诸：每孕至三月即堕，已十余次，夜深频频欲溺，忌用清火分利。

煎方 细生地、川石斛、黑豆皮、清阿胶、人中白、生鸡子黄。（案：凡小便不爽者，忌用酸，酸味令人痉闭也。）

肝胆气火郁勃，疏泄失常，小溲如淋。

辨诸：寡居情欲失畅。

煎方 当归、生地、柴胡、栀子、黄芩、木通、龙胆草、泽泻、车前子、甘草。

下元真气衰弱，小便欲出，有酸楚如淋之状。

辨诸：脉微小涩。

青囊斑龙丸　鹿角霜、熟地、菟丝、柏仁、茯苓、补骨脂。共末，酒化鹿角胶杵丸。（此理阳通补督任法。）

产后胞损溺淋。

证见筋脉牵掣。

煎方　桑螵蛸、生沙苑、黄肉、炭茯神、炒黄柏。（此摄下法。）

肝肾内损，不司固束，入暮溺频、不爽。

辨诸：产后及漏淋成带，骨骱尽痛。

煎方　炒黑枸杞子、鹿角霜、归身、炒香菟丝子、生杜仲、炒苑子、茯苓、盐水煎淡补骨脂。（此辛甘温润法。以肾恶燥肝忌刚也。）

督脉气坠，频溺，点滴不爽。

辨诸：尾闾尻骨先痛，又服分利清热药，痛更剧。

煎方　鹿茸、当归头、淡苁蓉、巴戟、枸杞、沙蒺藜。（此温升督任法。）

阴气欲绝，小便欲解，掣痛。

辨诸：与龈肉映血、舌强干板、音缩、昏沉欲寐同见，知阴液已涸，阴气亦欲绝。

　　煎方　人参、生地、麦冬、生白芍、炙甘草、炒麻仁、阿胶、鸡子黄。

湿壅三焦，气滞不化，溺不利。

　　辨诸：身热、舌白。

　　煎方　杏仁、连翘、通草各钱半、桔梗一钱、滑石三钱、芦根一两。

心移热于小肠，火腑不通，淋浊，小便不利。

　　导赤散加减　生地、木通、甘草梢、竹叶加赤苓、瞿麦。又生地用细者。

心液耗，小肠失其变化传导，溲溺欲痛。

　　心与小肠相表里也。

　　煎方　鲜生地、元参、竹卷心、川连。（小肠为火腑，非苦不通，故于养心液中佐入川连一味。）

心小肠有火，溺短而痛。

　　导赤散加丹皮、赤苓　生地、木通、甘草梢、竹叶。

败精凝隧，每溺作痛。

辨诸：由房事忍精得病，用八正、分清、导赤等治湿热之淋，无效。知为有形败浊，病在精道。

丸方　九制大黄、生白牵牛子各一两、炒桃仁二两、归须五钱、生桂枝、小茴各三钱、韭白汁为丸。

精血内枯，开阖失司，小便癃闭。

辨诸：年已衰老，证见腹中有形，是气虚散漫也。

丸方　鹿茸二两、归身一两、麝香二钱。用生姜一两、羊肉四两煎浓汁和丸。

肾阳衰弱，溲溺不通。

辨诸：从气分治，用五苓通膀胱，见效继而乱治，复不通又大便粪溏。

煎方　生干姜、炮黑川附子。调入猪胆汁。

奇经病，败精因溺强出，新者又瘀在里。

久不治则精枯延劳，与女人崩带同，男子亦有奇经病。

煎方　鹿茸、龟甲、当归、杞子、茯苓、小茴香、鲍鱼。（案：鲍鱼即今之鲞干，以勒鱼做者，入药取以浊导浊之意。）

肾虚溺涩，用力努挣，精从茎管沥出。

证见：两耳失聪，知肾虚失司，身肢麻木，知肝风暗动。

煎方　熟地、枸杞子、苁蓉、菖蒲、远志、当归、沙苑子、巴戟天。（此滋液熄风法。）

窍中败浊未尽，晨溺带有血丝。

辨诸：曾患淋浊，由房事勉忍，精腐变瘀所致，用虎杖散法，见愈。

丸方　人中白、琥珀、沉香、白牵牛、川柏。以韭菜汁为丸。

真阴衰，五液涸，小溲血水，点滴不爽。

证见：少腹右胁聚瘕，辨诸：年老、脉左弦如刃。

煎方　鹿角霜、柏子霜、当归、小茴香、苁蓉、茯苓。（此病属衰老癃闭，非若少壮泻火通利可效。）

精血败化为瘀浊，气衰窍闭尿血。

证见：溺出痛涩，血凝成块阻管，辨诸：年老梦若交接而不泄。

煎方　生地、天冬、龟板、阿胶、生蒲黄、丹皮、焦黄柏、龙胆草。（此病心阳自动，相火随之，故如此用药，以清营通瘀宣窍，后宜清心安肾。）

肝阴虚而火动，脾湿壅而气滞溺血。

证见：茎中痛、下多血块、时时嗳气。

煎方　生地、白芍、萆薢、丹皮、车前、甘草。（此益肝阴利脾湿法。继用逍遥散加车前散，为当归、白芍、白术、茯苓、柴胡、薄荷、生草、生姜。）

脏腑津液伤，病成关格。

原案云：病由离愁郁结，七情致病者难治。今由甘肥积热，酒性剽悍致伤，脏腑津液可治。

丸方　川连、生草、栝蒌皮、元参、枳壳、胆星、柏子仁、苦丁茶、元明粉等分。蜜丸。（此清通清滋并用法。）

胃伤清阳不司旋运，上下不宣，状如关格。

辨诸：夙患胃痛，服资生相宜，服八味不合。

大半夏汤　半夏、人参、白蜜。资生丸为参、术、苓、草、芡、莲、扁、药、苡、藿、橘、蔻、楂、曲、麦、桔、黄连、泽泻。八味丸为桂、附、地、萸、苓、药、丹、泻。

阳结不行，阴枯不润，上不纳食，下不通便。

证见：年老形瘦，气逆涎涌。

煎方　人参、川连、半夏、茯苓、枳实、生干姜。

后阴类 肛门 尾闾尻骨

阴精失涵，阳不和平，肛热若火烙。

辨诸：肠红三载不已，与腰酸、咽噪、喜凉饮同见。

煎方 熟地炭、白芍、当归、地榆炭、龟胶、知母、黄柏。猪脊髓丸。此用虎潜法。

湿痰阻隧肛垂。

证见：骱痛，患疟时发、时止，汗出不解，辨诸：舌白、不喜饮、知多湿痰。

煎方 炒半夏、厚朴、草果、知母、杏仁、姜汁。

痢久，下焦肾虚，失于收纳，肛坠。

辨诸：治脾胃不应。

煎方 熟地炭、炒归身、赤石脂、炒楂肉、五味子。

肠风下痢，肛坠。

辨诸：所下无积，肠间汩汩有声。

煎方 熟地炭、萸肉炭、炒归身、炒杞子、川断、五味肉送赤石脂丸三钱。丸为赤石脂、蜀椒、乌头、附子、炮姜。（此温下摄固法。）

肝肾气乏，不司约束，肛门痛坠。

辨诸：由远行劳动而病，又初起并无寒热，知非疡症。

煎方　归须、小茴、川楝、橘红、两头尖、穿山甲、乳香、老韭根。（此泄肝驱浊法。并非补益肝肾之剂，以少腹胀，二便涩虚中有实，故也。）

肠胃湿浊，下坠肛口，坠痛不已。

辨诸：已病犹厚味无忌，致阳明失阖，胃不喜食，又舌上形色白腐。

煎方　人参、生茅术、炮姜皮、生炒黑附子、厚朴、广皮。（此燥劫肠胃湿邪法。）

痢久，气虚下陷，门户不藏，后重下坠。

辨诸：痢经五旬余，小愈再发。

煎方　人参、黄芪、广皮、灰草、归身、炒白芍、防风、升麻。（此陷者举之法。）

阳气下陷，肾气不摄，肛坠气泄如风。

辨诸：年已衰老，知下元阳惫，非升柴能举其陷。

煎方　人参、鹿茸、补骨脂、炒大茴香、茯苓。调入阳起石末三分。

阴气不摄，阳气下陷，脱肛漏血。

辨诸：遇劳即发病，经十六载，面色痿黄、背脊痛、脉尺、中下垂。

斑龙丸加五味子蜜丸　鹿角胶、鹿角霜、熟地、菟丝子、柏子仁。（此升阳摄阴法。）

精血伤肛疡，脓漏。

证见气下坠。

煎方　人参、熟地、茯苓、胡莲肉、黄柏、海参。

久泻伤肾，液亏气陷，肛坠尻酸。

案：久痢亦有此候，忌腥油肉食。

煎方　熟地、禹余粮石、五味子。

督脉气坠，尾闾尻骨先痛。

证见：继以频溺、淋滴兼有瘀血，辨诸：分利清热愈痛。

煎方　鹿茸、当归头、淡苁蓉、巴戟、枸杞、沙蒺藜。

下失摄纳，内风动尻骨痛。

辨诸：与跟痛、耳鸣同见。

丸方　九蒸首乌、枸杞子、菟丝子、补骨脂、炒蒺藜、炒黄甘菊。以鳇鱼胶汁捣丸。

中下交损，尾闾痛。

辨诸：上连脊，便后有血，知下损，纳谷少，知中亦损，又自觉惶惶欲晕，脉左虚涩右缓大，皆损候。

丸方　鹿茸、鹿角霜、鹿角胶、柏子仁、九蒸熟地、韭子、菟丝子、赤白茯苓、补骨脂、胡桃肉、溶膏炼蜜丸。（此峻补关元法。早服五钱。）

膏方　人参、白术、茯神、枣仁、黄芪、当归、远志、木香、龙眼肉、生姜、大枣、炙草。（即归脾汤大剂收膏，此涵养营阴法。晨服一食匙。）

大便类　大便　泄泻　痢　泻利同病　便血　矢气
肾气不固，刻刻如大便欲出。

证见：肛门气坠，辨诸：血利而腹不痛已十六个月。

煎方　熟地炭、萸肉炭、山药、生白芍、茯苓、五味子。

胃阳未复，肝木尚横，食入有欲便之意。

煎方　人参、木瓜、厚朴、茯苓、益智仁、青皮。（此泄木安土法。）

脾阳不振，便溏。

辨诸：与能食，少运，脉象窒塞同见。

煎方 生白术钱半、茯苓三钱、益智仁、淡附子、干姜、荜拨各一钱。

湿胜中虚，脾阳少健，便溏。

辨诸：酒多，谷少，与腹痛证同见。

平胃合四苓加味 上方：苍术、厚朴、陈皮、甘草。下方：白术、茯苓、猪苓、泽泻。合两方再加谷芽。

病后胃醒而脾不运，便溏。

辨诸：食渐加，知胃渐甦，而大便溏薄，知脾尚不运。

异功散加味 人参、白术、茯苓、甘草、陈皮、加甘松、益智仁。

肺热下移于大肠，便溏。

辨诸：本胸高呼气不利，服清肺药胸平气顺，而后见此，知藏邪移府。

四苓散加广皮、木瓜、生谷芽 白术、茯苓、猪苓、泽泻、广皮、木瓜、生谷芽。

上损及中，脾伤便溏。

证见：食减胃口亦伤矣，本系嗽病乱药杂投，致脾胃皆伤，忌再理肺，以理肺之药，类多伤中。

五味异功散加减　人参、白术、茯苓、甘草、陈皮。内去白术加炒白芍、炒山药。

下损及中，早晨大便溏滑。

辨诸：经多，经过带下，由是胃伤，纳少，进滋腻即脘闷、不欲食。今又脾伤便溏。

妙香散　人参、龙骨、益智、茯苓、茯神、远志、甘草、朱砂。（此宣通补中，仍兼顾下法。案：宜去远志、朱砂加干、藿、陈皮。）

脾胃阴中之阳，损伤便忽溏。

证见：腹鸣。

煎方　人参、冬白术、云茯苓、炙甘草、炒白芍、南枣。

温邪犯肺，热迫下泄，流入大肠，大便泻出稀水。

肺与大肠相表里也，辨诸：起病先发热。

煎方　杏仁、桔梗、香豉、橘红、枳壳、薄荷、连翘、茯苓。（案：病邪在上，故用辛凉轻剂，如见泻稀而治肠胃、治脾便是庸手。）

下虚冲动，厥气伤胃，便出稀黑。

此肠中之水，辨诸：产频经愆，知下虚，呕吐，水亦黑，从胃底来，知胃愈。

煎方　人参、茯苓块、炒半夏、降香、苏木、代赭石。

血海凝瘀，大便黑黏不爽。

辨诸：前者经来暴止，胃口下脘触着，便痛，小便自利。

煎方　小生地、料豆皮、丹皮、泽兰叶、桃仁、姜汁。（此轻缓通血法。）

脾阳失运，便泄不爽。

证见：腹胀满、脉左弦。

煎方　茯苓皮、大腹皮各三钱、广皮钱半、青皮一钱、厚朴、木猪苓各钱半、草果仁一钱、椒目五分。（此通气利湿，温运脾阳法。）

肝强失疏泄，胃弱失通降，每大便先腹痛，而不干爽。

辨诸：面黄、腹胀、脉弦。

煎方　苦杏仁、紫厚朴、猪苓、郁金、椒目、槟榔汁。

太阴失运，便出不爽。

辨诸：饮时则如此，若饥时则垢血通爽，又用理湿热不效。

理中汤加减　人参、白术、干姜、炙甘草。内去参加桂圆肉。

腑阳不行，大便不爽。

证见：腹软膨，此症忌食生冷、黏腻。

煎方　生益智、生谷芽、茯苓、广皮、厚朴、砂仁壳。

转方　鸡肫皮、麦芽、山楂、砂仁、陈香橼。

胃阳式微，升降失司，大便不爽。

辨诸：面色黄、脉弦，又与食谷不运、脘腹䐜胀、呕恶等证同见。

煎方　半夏三钱、广皮白钱半、吴萸八分、荜拨、淡干姜各一钱、生姜汁五分。（此温通阳气法。）

脾阳困顿，无以鼓动生阳之气，大便溏而不爽。

辨诸：色白、脉软、体质阳薄。

煎方　益智仁八分、茯苓、生谷芽各三钱、广皮一钱、姜炭七分。（此和中法。）

腑阳衰浊，阴凝聚，便下白腻如冻。

　　辨诸：与舌苔白腻，不渴饮同见。

　　煎方　生益智仁、公丁香柄、茯苓、厚朴、荜拨、生干姜。

阳气下陷于阴，阳澼下白沫。

　　煎方　人参、黑于术、炮姜、附子、桂枝木、炙甘草、大枣。

寒凉伤里，便溏滑腻，肠中脂垢自下。

　　此条系小儿痘症，如非痘而见证如是，其方可以移治。

　　煎方　人参、焦术、茯苓、肉果、白芍、广皮、木香、诃子、炙草。

胃滞脾弱，便粪白色。

　　辨诸：腹膨胀痞满，属气滞，宜疏；又纳食不化，属脾弱，又宜补。

　　煎方　人参、焦术、茯苓、广皮、木香、炒楂肉、焦麦芽、泽泻。

精伤肠枯粪黑。

　　辨诸：与痿躄、尻、髀、跗、胫皆如槁木，不知冷热同见。

煎方　虎骨胶、鹿茸、当归、枸杞子、熟地、舶茴香、沙蒺藜、牛膝。

瘀浊久留脾络，黑粪自下。

证见：肌变黄、食渐减、脘中时痛、不易运化，知中宫阳气日伤，新血复为瘀阻。

煎方　浔桂心、煨木香、生桃仁、制大黄。（此温下法。原案云：仲圣太阴九条仅仅温下一法，下后必温补醒阳，否则防变中满。）

郁伤肝脾，络血凝瘀，大便黑色。

证见：当脐腹痛，辨诸：脉来沉而结涩，小便自利。

煎方　桃仁、桂枝木、穿山甲、老韭白、煎送阿魏丸一钱。（此辛通润血法。以冬深闭藏，忌用攻下。）

阿魏丸　阿魏、鳖甲、黄芪、广皮、枳实、柴胡、白术、青皮、草果、黄芩、当归、茯苓、白豆蔻、山楂、神曲、延胡、水法丸。

胃无火，大便下，食谷不化。

辨诸：粪水清澈色淡，知非邪热不杀谷。

煎方　煨益智仁、茯苓、砂仁、厚朴、新会皮、生白芍。

脾胃血液枯燥，粪坚若弹丸。

证见：减食过半。

煎方　当归、肉苁蓉、松子肉、柏子仁、麻仁。

肝气不疏，厥阴滞积，少腹攻痛即大便。

辨诸：脉左弦涩。

煎方　香附、炙鸡肫皮各钱半、青皮、砂仁壳各五分、香橼皮八分、茯苓、麦芽各一钱、炒楂肉二钱。

肝气结瘕，气碍流行，大便欲解不通。

证见：当脐有形，痛连少腹，如患处辘辘有声，痛势稍减。

煎方　炒桃仁、炒橘核、金铃子、炒延胡、两头尖、小茴、青皮、韭白汁。（此通泄厥阴气血法。辛香可以入络，秽浊可以直走至阴。）

中虚湿结，阳伤，大便窒痹。

辨诸：素嗜酒少谷，今不食，知中虚湿盛，腹痛，知湿浊勾聚又形质颓然，脉迟涩皆虚候。

煎方　炒黑生附子、炒黑川椒、生淡干姜、葱白。调入猪胆汁一枚。

肝逆胃气，不得下行，大便艰。

辨诸；劳烦嗔怒，又平昔痰多，并不渴饮，知非肠燥之便艰。

煎方　金石斛、紫降香、炒桃仁、橘红、苡仁、茯苓。

液涸大便燥艰。

证见：少腹拘急，辨诸：赤、白、淋带多年，知阴液久伤。

煎方　河车、肉苁蓉、枸杞子、当归、柏子仁、郁李仁。

胃阳弱，食腥滞黏腻物，中焦不运，七、八日不大便。

辨诸：舌白、涎涌、鼻觉气秽。

来复丹　元精、石硫黄、硝石、五灵脂、青皮、陈皮。先服一百粒，姜汤送。

风湿化热，阻遏气分，脉络皆闭，大便经旬不解。

辨诸：与舌白、不渴、不饥、肤痒、腹鸣同见。

煎方　紫菀、香鼓、杏仁、栝蒌皮、山栀、郁金、枳壳汁。（此宣通肺气以开肠痹法。盖下病取上也。案：枇杷叶、白蔻仁、桔梗汁皆可酌用。）

肾燥，大便秘阻。

辨诸：病在产后，明系血虚而用滑润血药不应，知
肾燥非辛润不通。

　　煎方　当归身、舶茴香、精羊肉、老生姜。

湿郁气结，大便不下。

　　证见：小腹硬满，忌用滋腻、呆钝滞药。

　　煎方　猪苓、浙茯苓、寒水石、晚蚕沙、去皮皂荚
子。（此甘露饮法。）

湿郁生热，六腑热灼津不运行，大便鞭秘。

　　辨诸：舌白腻，知有湿，有湿则大便应溏而反鞭
秘，知化热肠燥。

　　煎方　炒黄半夏、生益智仁、绵茵陈、广皮、厚
朴、茯苓。

阴虚液耗，二旬余大便不通。
宜静药润补，断勿欲速。（案：如用药强通之，其阴更
伤矣，不亡得乎。）

　　煎方　秋石化水拌人参、鲜生地、茯神、柏子仁、
淡菜、阿胶。（原案云：服此方四、五剂，得大便两次
颇逸，可见虽久秘无妨害也。）

胃汁枯，肠中之垢不行，便秘。

辨诸：知饥不能食，鼻准亮，知胃伤，气冲欲呕、烦不得安，知木火无制。

煎方　人参、鲜生地、火麻仁、天冬、麦冬、炙甘草。（此症忌通大便，通则液愈涸，骎至危殆；西药更峻，我见用之而致死者，比比然矣。）

阳衰，寒湿沍凝，子夜瘕泄。

辨诸：昼午自止，阳气渐盛也。又当脐动气，知为虚，泻后胀减，知虽虚而宜宣通，不宜补涩。

煎方　制川乌、生茅术、茯苓、木香、厚朴、广皮。

脾阳失运，天明洞泻黏腻。

即辨诸：病在天明，以夜属阴晦，阴邪用事也。又恶食柔浊之味，病由经营劳心，纳食违时而得。

煎方　人参、生白术、茯苓、炙草、炮姜、肉桂。

脾肾不摄，五更泄泻。

煎方　巴戟天、菟丝子、五味子、补骨脂、芡实、建莲、山药、炙草。

肾虚晨泄。

证兼虚肿、虚胀，且胃口已愈，知已阴伤及阳。

煎方　人参、禹余粮、赤石脂、五味子、砂仁末。
（另一案：下焦虚滑，晨必瘕泄鹜溏，用盐炒骨脂、石壳、莲肉、熟地炭、山药、芡实、覆盆、五味。）

肾阳虚，晨泄。

　　辨诸：与小腹有瘕同见，知为下焦阴邪，非仅脾病，食荤腥厚味病即顿发，知阳气积衰。

　　四神丸　破故纸、五味子、吴茱萸、肉果。

胃虚肝乘，内风震动，清晨飧泄。

　　证见：晨泄脘痹有似肾阳虚，辨诸：脉小弦、腹鸣、颠眩，知属肝风动。

　　煎方　人参、茯苓、乌梅、木瓜、广皮、炙草。（此甜酸理胃制肝法。知非肾阳虚，故不用二神、四神之属。）

肝风传胃，清晨瘕泄。

　　辨诸：与腹鸣、膜胀同见。

　　煎方　人参、茯苓、吴萸、生白芍、乌梅、炒菟丝子。（此泄肝醒胃法。）

下焦不摄，肾虚瘕泄。

　　震灵丹　禹粮石、赤石脂、紫石英、代赭石、乳香、没药、朱砂、五灵脂。研末，糯米饭丸椿。早服二十九。

　　参苓白术散　人参、茯苓、白术、甘草、山药、扁豆、苡仁、建莲、砂仁、桔梗、陈皮。晚间以米饮汤，调服二钱。二药服十二日。

脾胃阴阳不和，晨泄难忍，临晚稍可宁耐。

　　煎方　人参、生于术、炮附子、炮干姜、炒归身、炒白芍、地榆炭、煨葛根、煨升麻、炙甘草。（此升降法。）

暑湿内侵，腑阳不司分利。患泄。

　　证见：腹鸣、溺少。

　　胃苓汤去草　白术、厚朴、陈皮、甘草、猪苓、茯苓、泽泻、肉桂。（此导湿和中分利阴阳法。）

阴亏阳浮风动，飧泄。

　　辨诸：产后消渴、骨热，知液损于下，又与嘈杂同见，知阳浮风动，又飧泄属风为多。

　　煎方　熟地、五味、旱莲、女贞、山药、炙草、芡实、湖莲。

下关不摄，日泻数行。

证见：食不下咽，不知饥饱，知胃已倒，粉浆下咽或呛，或噎，知清阳不通。

散方　人参、扁豆各二钱、焦术、茯苓、苡仁各钱半、桔梗、炮姜炭、肉果各一钱、炙草五分、砂仁七分、香粳米汤调。（此通清阳固滑脱法。）

支饮未尽溏泻。

辨诸：与不渴同见。

泽术汤　生于术、茯苓、苡仁、建泽泻。（因神气已虚，故用此汤。）

浊踞下焦，肝失疏泄之常，水泻。

辨诸：少腹满胀、肝脉独大。

五苓散　白术、茯苓、猪苓、泽泻、肉桂。（此开支河法。）

寒饮伏湿，阳伤窃发，泻出黄沫。

辨诸：与背寒、背痛、短气、噫气、脘痞证同见。

煎方　炮黑川乌、炒黑蜀漆、生白术、茯苓、川桂枝、厚朴。

脾胃水寒，偏注大肠，泻白积。

证见：腹痛，辨诸：小水不利。

胃苓汤　白术、厚朴、陈皮、甘草、猪苓、茯苓、泽泻、肉桂。

脾阳不健运，泄泻。

辨诸：能食不化。

煎方　人参、茯苓、淡附子、淡干姜、生益智仁、生砂仁。

湿郁肠胃，清浊不分，泄泻。

证见：腹痛，辨诸：小溲不利、脉缓大。

煎方　淡黄芩、生白芍、广皮、厚朴、藿香、茯苓、猪苓、泽泻。

黏积未清，久泻不已。

即辨诸：痛利所下必有黏积，及小溲短缩，又服温补脾肾不应。

煎方　厚朴、广皮、茯苓、猪苓、泽泻、川连、煨木香、炒山楂、炒神曲。（此通腑气法。）

胆火郁结，化风伤脾，久患痛泻。

证见：半年不痊，辨诸：脉右弦、腹膨、鸣响、身浮肿，又凡痛属木。

煎方　黄芩、白芍、桑叶、丹皮、柴胡、青皮。（此凉疏泄郁法。)

阴亏于下，湿邪乘虚下坠，泄泻经年。

辨诸：形瘦，尖长，木火体质，知肾阴素亏，又用脾胃药不效。

煎方　炒川连、炒黄柏、厚朴、广皮白、茯苓、猪苓、泽泻、山楂肉。（此苦坚淡渗法。）

伏寒化热，随春气而发泄，下利。

辨诸：体素阴虚与发热烦倦、渴喜热饮同见，脉数如浮、重按无力。

煎方　淡黄芩、杏仁、枳壳、白芍、橘红、郁金汁。

湿热下痢。

辨诸：时在夏季暑湿时令。（案：暑湿之邪，每多交秋而发，宜留意。）

煎方　黄芩、川连、厚朴、楂肉、麦芽、炒银花、木香汁。

潮热、阴寒伤阳，下痢。

证见：二便不爽、胀痛兼作，辨诸：时多大雨，服黄连苦寒加膜胀，服白术守中，胀痛不减。

大针砂丸　针砂、余粮、蛇含石、羌活、川芎、三棱、蓬术、白蔻、白蒺、陈皮、青皮、木香、大茴、牛膝、当归、炮姜、附子、肉桂、服钱二分。

脾肾两亏下痢。

辨诸：高年神困、音低、痰多、舌干、脉右空大。

煎方　人参、菟丝子、炮姜各钱半、赤石脂、茯苓各三钱、木瓜一钱。

肾阴不守，阴络受伤，下痢。

辨诸：下午黄昏为甚，知邪入下焦，阴分同气相应也。

煎方　熟地炭、五味子、茯苓、赤石脂、建莲、泽泻、阿胶。

脾脏寒湿自痢。

辨诸：腹满知病在太阴，脉来濡小，小便清长，知非腑病湿热之比。

煎方　生于术、附子、茯苓、厚朴、干姜。

肾虚不摄，血痢。

辨诸：病在产后，腰胁如痿，肛坠不爽，与脾病迥异。

　　煎方　熟地炭、五味子、茯神、炒白芍、炙甘草、炒楂肉。

热伤阴分，下痢脓血，色紫形脓。

　　即辨诸：所下形色此系临月孕妇病，与下条互参。

　　白头翁汤　白头翁、黄连、黄柏、秦皮。（徐灵胎谓：当加阿胶。案：秦皮性涩，病方甚时勿用。）

脾营虚寒，下痢红、紫、黑。

　　辨诸：舌苔粉白、不渴饮、脉沉微，知其色似乎属热实，则邪伤血分之故。

　　煎方　当归头、白芍、炮姜、草茯苓、益智仁。

肾伤下失收纳，久痢不愈。

　　证见：痢已八月，气泄粪通稍爽，知不宜寒腻、固涩之剂。

　　理阴煎　熟地、当归、干姜、炙甘草、肉桂。

湿热滞于肠中，十年久痢。

　　辨诸：酒客又久病，饮食不减，知病不在脾、胃、肾，而在肠中。

　　煎方　绵茵陈、香白芷、藿香、北秦皮、茯苓皮、黄柏。

痢伤阴液。

证见：腹痛，辨诸：舌干肛坠。

煎方　熟地炭、炒归身、炒白芍、炒楂肉、茯苓、炙草。

痢久肾伤。

辨诸：肠腻自滑而下，知肾阴阳，八脉不固，纳谷运迟，进健脾不应，知坎阳亦衰，病不在中，而在下，勿误为积。

三神丸　补骨脂、肉果、五味子。

痢久，肾阳虚。

辨诸：初起不痛，知非湿热，日久反痛而痢，痢后复痛，按之痛减，知属虚，其色滞者，肠中陈腐也。

茯姜术桂汤　茯苓、干姜、白术、肉桂。

痢久阴液消亡。

辨诸：唇燥、舌干，知液耗无以上承，惟证见：善噫、难饥，知胃关不和，难投阴腻柔剂。

煎方　人参、炒麦冬、炒白芍、茯神、炒乌梅肉、炙草。

热气自下焦上冲犯胃，肠中传导逆阻而闭禁，口痢。

证见：腹痛。

白头翁汤 白头翁、秦皮、黄连、黄柏。用香、连、梅、芍仅宣中焦，未能泄下，下热燔燎势将液涸，故用此方。

湿阻气滞，脾病传肾，泻后变痢。

证见：经阻腹满。

小温中丸 白术、茯苓、陈皮、半夏、甘草、神曲、生香附、厚朴、针砂。为末，神曲糊丸。（虚加人参。）

冷湿中于太阴，泻转为痢，频下无度。

辨诸：肢冷、不欲饮、面枯白带黯、脉细软按之不鼓，由久雨得病。

煎方 人参、炙甘草、炮姜、归身、白芍、陈皮、少佐肉桂。（腹痛痢下大减后，继以归芍异功散、参苓白术散。）

归芍异功散、参苓白术散 上方：参、术、苓、草、陈皮、归、芍。下方：参、术、苓、草、山药、扁豆、薏仁、砂仁、桔梗、陈皮、莲肉。

木火犯土，肠红。

证见：腹中微痛，辨诸：病由郁怒而来。

煎方　冬桑叶、丹皮、生白芍、黑山栀、广皮、生谷芽、干荷叶边。（此和阴法。）

肺热下移大肠，便红。

辨诸：所下色深浓浊，又色厉声壮，知禀阳刚之质，向来粪燥属肠热，卧醒咯痰属肺热。

煎方　大生地、生白芍、淡天冬、侧柏叶、柿饼灰。

湿胜中虚，便红。

煎方　焦术、炒当归、炒白芍、炙草、防风根、煨葛根、干荷叶。

大肠血热，便红。

辨诸：脉数、能食。

煎方　细生地、金石斛、丹参、黄柏、炒黑槐花、地榆炭、柿饼炭、黑穞豆皮。

嗔怒动肝络，血乃下，便血。

辨诸：按之痛减，知属虚；里急，知为清阳下陷，自觉冷气上升，知自肝出。

驻车丸　当归、阿胶、黄连、干姜。（此病用参、术、炮姜辛甘温暖，乃太阴脾药，未能和肝。）

341

营分有热下血。

　　辨诸：心中嘈辣。

　　煎方　生地、白芍、银花、槐花、地榆、柿饼炭。

中下阳伤，便泻多年，粪内带血。

　　辨诸：平日积劳，今又肌肉大瘦、色黄、无力、食物大减。

　　附子理中汤　附子、人参、白术、干姜、炙甘草。

肾真先夺，督脉不司固束，大便下血。

　　证见：旬余必发，辨诸：早年纵欲，及与腰脊酸痛、欲呕同见。

　　青囊斑龙丸　鹿角胶、鹿角霜、熟地、菟丝子、柏子仁、茯苓、补骨脂。

胃有寒湿，阳虚，肠红洞泻。

　　煎方　生茅术、生厚朴、附子、炮姜炭。

热病，热伤阴络，阴分大耗，血大泻。

　　辨诸：肌肤枯燥、脉左大急疾、右小微弱，知不宜用血脱益气法。

　　煎方　熟地炭、糖油炒山楂、新绛、琥珀屑。冲入藕汁。

湿伤肠胃，阳气陷，血下注。

辨诸：酒客知肠胃中如淖泥，病在气不在血。

理中汤加木瓜　人参、白术、干姜、炙甘草。

脾胃阳弱，湿郁肠胃，血注不已。

辨诸：腹胀便溏、当脐微痛。

丸方　真茅术、紫厚朴、附子炭、炮姜炭、炒当归、炒白芍、新会皮、升麻炭、煨葛根、炙甘草。以黄土和丸。

五液大伤，关闸撒。便血不已。

辨诸：每遗随即血至，及身动、吸促、气冲、咳喘、心悸、耳鸣、足软、不耐步趋。

先用丸方　禹粮石、赤石脂、人参、五味、萸肉、木瓜。蒸饼为丸。（此填塞空漏，收敛阴气法。服两旬接用下方。）

接服煎方　腽肭脐、鹿茸、家韭子、补骨脂、赤白茯苓、生菟丝子粉。（此以血肉有情之品滋补法。）

兼进煎方　人参、黄芪、蒸熟术、广皮、炙草、炒归身、防风、羌活、独活。（此升阳温补法。服前方时，间进此方以升阳气。）

阴虚，络伤下元，不为收摄，利纯血。

辨诸：病在泻后，证见：后重肛坠，由精虚不化气，气弱不摄血也。

煎方　人参、熟地炭、禹余粮、五味子、炙甘草。

少阳犯脾，脾阳衰微，便后有血。

辨诸：怒气郁勃，又中焦痞结，色痿如瘁。

煎方　人参、当归、枳实汁、炒半夏、桑叶、丹皮。（此补土泄木法。案：参、归养脾之营，枳、半通胃之滞，桑、丹泄胆之郁，其方义如此。）

脾不统血，便后下血。

此名远血。

煎方　焦术、炒白芍各钱半、炮姜、木瓜各一钱、炙草五分、炒荷叶边二钱。

气郁血热阴络伤，粪后血下如线。

辨诸：操持经营素多劳郁，脘痛食不运，服补阴反滋胀闷。

煎方　于术炭、枳实炭、郁金、广皮、炒焦桃仁、炒白芍、茯苓、炙草。

下血后血脱，脾虚不摄，肾虚失纳。

辨诸：神采不华、爪甲不荣、肛坠。

归脾汤去木香　人参、白术、茯神、枣仁、龙眼肉、黄芪、当归、远志、木香、炙草、生姜、大枣。（晚服此汤以治脾。）

六味去丹、泽加五味、芡实、莲肉、阿胶丸　熟地、山萸肉、山药、茯苓、丹皮、泽泻。（晨服此丸以治肾。）

湿热痔疮下血，转为虚寒。

辨诸：色衰微。

煎方　生于术、生菟丝粉、生白蜡、调入生象牙末。（此补中佐以淡渗法。因疮犹肿痛非纯虚也。）

肝木郁遏不疏，浊气下泄觉舒。

证见：得噫亦舒，身热，辨诸：有恼怒即病发，少腹瘕聚攻逆。

煎方　川楝子、小青皮、生白芍各一钱、桂枝木、小茴香各五分、生牡蛎三钱。

经带类　经水　崩漏　带下

先天禀弱，生气不来，年十六，天癸未至。

证见：入夏寒热咳嗽，知发泄当令，真气不藏已成怯症。

戊己汤去术　人参、白术、茯苓、炙草、陈皮、白芍。

二阳之病发心脾，女子不月。

证见：停已三月，辨诸：劳烦继以悲哀。

煎方　当归、川芎、泽兰、白芍、香附、楂肉。接服柏子仁丸。

液虚脏躁，经水不来。

证见：少腹刺痛、鸣胀、大便不爽，辨诸：心中热痛，食辛辣及酒更甚。

甘麦大枣汤　甘草、小麦、大枣。（案：此症病机偏重在肝，可用魏玉横一贯煎，更为得当。）

内损成劳，经水不来。

辨诸：经停后寒热甚，知胃卫脾营交伤；肌肉目瘦，知为风消；腹有动气，知为息贲之渐。

煎方　生黄芪、白归身、白芍、桂枝、柏子仁、桂圆肉。

胃阳虚，月事不来。

辨诸：当节令呵欠、烦倦属虚，秋深进食时作恶心，属胃病，盖冲任血海，本皆属阳明主司也。

煎方　人参、半夏曲、广皮、白茯苓、生益智仁、煨姜。（此温理胃阳法。凡胃阳已馁，忌用阴柔腻滞。）

络脉无血，经水不来

丸方　人参、麋茸、归身、茯苓、桂心。以羊肉胶丸。

督任并虚，经水不来。

辨诸：产后无乳，已知血虚，今背脊常冷，知督脉阳衰，少腹结瘕，心中热，知任脉阴虚。

煎方　人参、鹿角霜、枸杞、沙苑子、小茴拌炒当归、桂枝、白微。

气虚有痰，痰阻经络，气血不通，经事三年不来。

辨诸：形壮、色白，治法气为血帅，先宜调气。

膏方　生台术、茯苓块、制半夏、香附、砂仁、蒺藜。以淡水熬膏，临好以文火炖收，清晨开水调服。

血蛊经阻两载。

辨诸：少腹坚硬，大便不爽，不时咚出紫血块。

煎方　鲜生地汁五钱、炒桃仁三钱、郁李仁、熟大黄各钱半、浔桂心五分、老生姜渣如桂圆大一团。四服。

阳明脉衰，血海无以流行，经不至已十四月。

辨诸：纳少、面色㿠白、消渴、少寐。

煎方 人参、归身、炙黑甘草、赤白制首乌、酒炒白芍、小黑穭豆皮、桂圆肉、茺蔚子。

血蛊经闭一年。

辨诸：聚瘕日久、腹渐大、形寒、跗肿。

大针砂丸 即禹余粮丸。方载肿胀类，脏寒浊聚条，每服钱半。

情志郁结，脾伤肝困，经闭半载。

辨诸：年近三旬，标梅愆期，及与呕涎、腹痛、泄泻、心热、皮寒，诸证同见。

煎方 人参、白芍、川连、乌梅炒焦、归身、粗桂枝、生淡干姜、川楝子。（此安胃泄肝法。以胃愈纳少，不宜用过经等丸也。）

血化为水，溢于肌肤，经停四月。

病名血分，辨诸：先经断而后腹满，尻、髀、足、肢尽肿，食下胀闷，便溏泻。

煎方 生白术、厚朴、大腹皮、茺蔚子、椒目、小黑穭豆皮。

中气虚滞，冲脉乏血贮注，居经三月。

证见：痞闷膨胀，辨诸：脉不现妊象，病由劳碌而来。

煎方　老苏梗、半夏、陈皮、大腹皮绒、炒山楂、茺蔚子。

血蛊经阻三月。

辨诸：面无华色，冲气攻左胁而痛，腹时胀，两足跗肿，脉右弦左涩。

煎方　金铃子、延胡索、桂枝、茯苓、泽泻、牡蛎。

胃阳呆钝，气窒不宣，经闭两月。

辨诸：与脘痹、呕恶同见。

煎方　半夏曲、老苏梗、茯苓、广皮、枳壳、川斛。

阴虚阳升风动，经停两月。

辨诸：与眩晕、心悸、鼻衄同见。

煎方　生地、阿胶、麦冬、白芍、茯神、枣仁、柏子仁、炙草。

阴虚肝热，化风成干血劳，经闭。

辨诸：五心烦热、咳吐涎沫、食减微呕、面肿色瘁同见。

煎方　生地、阿胶、麦冬、牡蛎、小麦。

阳虚，中州不化成干血劳，经闭。

辨诸：面色㿠白、脉来细促、食减、腹痛、便溏，又久嗽不已，乃土不生金。

当归建中汤去姜　当归、桂枝、白芍、炙草、生姜、大枣、饴糖。（此病因嗽而投清润肺药，必致生阳之气断尽。）

气滞血亦结，渐成蛊，经闭。

辨诸：情怀少畅、腹胀。

煎方　香附、木香、青皮、乌药、赤芍、五灵脂、延胡、当归、郁金。

由气滞渐血结，左右隧道不行，经少渐闭。

辨诸：心下有形、不饥、大便坚秘不爽。

煎方　苏梗、延胡、生香附、炒桃仁、炒五灵脂、半夏、木香汁、姜汁。

冲任虚寒，经迟至五旬外，色淡且少。

辨诸：前痰阻胸，次服辛温而愈，又恶寒喜暖食。

丸方　人参、茯苓、当归、川芎、白芍、小茴、肉桂、蕲艾、香附、紫石英。以河车胶丸。

血络阴寒，经事愆期，仅些微黄水。

炒枯肾气汤　附子、肉桂、熟地、萸肉、山药、茯苓、丹皮、泽泻、车前、牛膝。将药一起炒枯，水中洗净再煎，但取其气以免腻滞也。

五志煎厥，风阳上逆，经少色紫黑。

辨诸：时惊恐不寐、妄言，知志火炽；头面浮、舌强、唇肿，知风阳逆。

当归龙荟丸　当归、龙胆草、芦荟、山栀、青黛、黄芩、黄连、黄柏、大黄、木香、麝香。蜜丸。姜汤下。

情志郁伤，气血不流行，经事日迟。

证见：久嗽、背寒、晨汗，知内损及肺，肺气受伤，纳少，知中气已馁。

煎方　黄芪、桂枝、白芍、炙草、南枣、饴糖。(此建中法。病属虚损，不可以清寒理肺，中气已弱，不可以苦寒损胃。)

郁伤肝，脾气弱，不主统血，经来日迟。

逍遥散减白术加山楂、香附 柴胡、当归、白芍、白术、茯苓、甘草、煨姜、薄荷。（此宣通气血法。以治郁痹。）

归脾汤 人参、白术、茯神、枣仁、龙眼肉、黄芪、当归、远志、木香、炙草、生姜、大枣。（此益气和血法。以治虚弱。）

两方察证轮进。

湿郁阻闭，气血不行，经期落后。

证见：经来周身、腰、脊不舒，肢节痛，辨诸：痛即便溏。

煎方 生白术、白茯苓、炮黑川乌、白芥子、荜拨、厚朴、广皮、姜汁。

内损经水逾期。

辨诸：产后形肉日瘦，又来时不痛，知非气滞经迟。

煎方 乌骨雄鸡、原生地、枸杞子、当归身、白芍、柏子仁、云茯苓、紫丹参、桂圆肉。

下元虚冷，经水逾期，行不爽利。

辨诸：产后起病，少腹瘕形渐大、面色㿠白、肌肉瘦削。服葱白丸、乌骨鸡煎无效。

煎方　鹿角霜、人参、云苓、交桂、归身、生蕲艾、香附、小茴。（案：气血流通即是补，肤病、络病皆然，今以丸方利气，煎方动瘀无效，始用此。）

冲任交空，经水数月一至，来必衰颓如病。

辨诸：产后瘕泄三年方愈，下焦畏冷，食冷则泻。

丸方　人参、鹿角霜、炒菟丝子、生杜仲、炒杞子、熟白术、淡骨脂、茯苓。蒸饼丸。

肝阳化风内动，经来甚多。

辨诸：与心痛、如饥、口吐腻涎、浊沫同见。

煎方　小川连三分、川芎二分、当归、川楝子各一钱、牡蛎三钱、阿胶二钱。

邪热入阴，迫血妄行，病中经水反多。

辨诸：寒热无汗、渴饮、呕逆、目胞紫暗、畏光，知邪伏厥阴。

煎方　阿胶、鸡子黄、生地、白芍、黄连、黄柏。（此以咸味直走阴分，参入苦寒，以清伏热法。）

血海损，阴乏不能内守，阳越因而外翔，经来如崩。

辨诸：产频，腰、髀酸楚，知冲伤。

煎方　人参、炒当归、炒枸杞、女贞子、天冬肉、旱莲草、茯神、炙甘草。送震灵丹六十粒。

震灵丹　禹粮石、赤石脂、紫石英、代赭石（制）。研末，入乳香、没药、朱砂、五灵脂。末，糯米饭为丸。（体质不受热药者，昔贤必以此固下。）

冲任虚冷，经水淋漓。

辨诸：色夺、脉弱，天气未寒，下身先冷。

煎方　鹿角霜、麋茸、人参、归身、枸杞、沙苑、小茴、蛇床子、紫石英。

阴衰阳动，经来淋漓不断。

辨诸：在天癸当止之年，又汗泄、四肢胸臆，知冲虚，阳明脉空，卫疏，阴火外越。

大补阴丸　盐酒炒黄柏、盐水炒知母、酒蒸熟地黄、酥炙败龟板。以猪脊髓和蜜丸。盐汤下。

气血凝涩，经本三日已过，今四日犹未已。

辨诸：食酸致病，痛自心胸，胀及少腹。

煎方　川楝、延胡、当归须、小茴、桃仁、韭白汁。（此以辛胜酸，流通血络法。）

气血郁滞，月经先期色变。

辨诸：情怀少欢，多愁，证见：肤腠刺痛无定所，晨泄不爽利，从未生育。

丸方　川芎、当归、肉桂、生艾、小茴香、茯苓、生香附、南山楂。益母膏丸。

肝阴虚，经水半月一致。

辨诸：与入夜㽞痛同见。

煎方　生地、阿胶、天冬、茯神、白芍、丹参。

阴亏，经事愆期。

辨诸：内热。

膏方　雄乌骨鸡、生地、阿胶、白芍、枸杞、天冬、茯苓、茺蔚子、女贞、桂圆。用青蒿汁，童便醇酒熬。（另一案：用地、芍、天冬、稽皮、茯神、阿胶。煎。）

肝肾虚寒，冲任脉损，无储经，一月两至或几月不至。

辨诸：下身常冷，五年不孕。

丸方　人参、砂仁、制熟地、归身、白芍、川芎、香附、茯神、肉桂、艾炭、小茴、紫石英。以河车胶、益母膏为丸。（此暖益肝肾法。）

热气内闭，逼迫营分，经事不当期而来。

证见：舌光如镜，知营阴已亏。

煎方　生地、天冬、麦冬、生牡蛎、麻仁、阿胶。
（因营阴大伤，故先用此育阴驱热法。）

胃受冷，冲脉血凝闭，来忽止。

经由冲脉而下，冲脉隶于阳明，辨诸：食冷经止，
又乳旁胀痛，知肝气郁结于胃。

煎方　青橘叶、蒲公英、漏芦、杏仁、厚朴、香附
汁。（此疏肝和胃法。案：不用通经温剂，但疏降肝胃
之气，气行血亦行也。）

脾虚湿盛，水湿交混，经水色淡。

辨诸：肌肉丰盛，水土禀质，下体重着，食稍不
运，便易泄泻。

煎方　人参、白术、茯苓、炙草、陈皮、羌活、独
活、防风、泽泻。

厥阳内郁，月经色黑。

证见：面青，知为肝病；肢冷，知热向内厥；便秘，
知疏泄之令不行。

当归龙荟丸　见本类，五志煎厥条，每天服一钱二
分，连十服。

阴阳乖违，经水紫黑，来时心嘈，脉络收痛。

辨诸：经过带不断，形瘦，上部火升，下部冷彻骨。

丸方　鲍鱼、生地、当归、柏仁、天冬、苁蓉、山楂、茯苓、牛膝。以红枣、蕲艾汤为丸。此通阳摄阴法。鲍鱼即勒鲞，灵胎误目为腥秽海味。

肝气厥逆，冲任皆病，经来筋挛、腹痛。

辨诸：平日常心痛、干呕，法宜宣通气血，忌用温燥。

煎方　川楝、延胡各一钱、归须、泽兰、炒楂肉各二钱、生白芍钱半、胡连八分、丹皮三钱。（案：丹皮上泛，素有干呕，宜减轻或同丹参用。）

柏子仁丸　柏子仁、熟地、续断、泽兰、卷柏、牛膝。

肝火内郁，血滞，经来发痫。

辨诸：经色紫黑，暮夜惊呼声震，昼则神呆，面青，多笑，知风火交煽。

煎方　丹皮、丹参、细生地、黑山栀、茺蔚子、胡黄连。调入琥珀末。

冲动阳升，肝风烁阴，经来发厥，

此病本虚标实。

当归龙荟丸　当归、龙胆、草薢、芦荟、山栀、黄连、黄柏、黄芩、大黄、青黛、木香、麝香。蜜丸。姜汤下。（此纯苦直降法。先理其实。）

炙甘草汤去参、姜、桂　炙甘草、桂枝、人参、麻仁、生地、阿胶、麦冬、生姜、大枣。（此复脉法。接服此方，以理其虚。）

气滞，先腹痛而后经至。

证见：晨泄、腹鸣，知病在脾胃，与下焦之瘕泄异。

煎方　川芎、当归、香附、茯苓、楂肉、煨广木香。

气逆血滞，经将至，经络腹胁先痛。

辨诸：少腹向有瘕聚，从左上升，又遇嗔怒时病加。

丸方　当归、川芎、木香、麝香、香附、桃仁、楂肉、延胡。案：吴茱萸、川楝子、小茴香、葱白、韭白。水泛为丸。益母草汤送。

痰阻经脉之气，瘀阻络脉之血，经将来，腹痛坚胀。

辨诸：前用乌骨鸡丸，已见小效。

回生丹　大黑豆、红花、苏木。各汁同米醋入大黄末熬膏，和入人参、茯苓、苍术、白术、当归、川芎、地黄、白芍、萸肉、牛膝、乳香、没药、青皮、陈皮、香附、延胡、乌药、木香、三棱、良姜、羌活、木瓜、桃仁、蒲黄、五灵脂、马鞭草、益母草、秋葵子、炙甘草。各末，捣为丸。经来时服三、四日。

丸方 鹿角霜、败龟板、生香附、熟地炭、南楂肉、小茴香、芽术炭、茯苓块、用鲍鱼汁为丸。经过后服。

胎漏欲坠见红。

辨诸：脉数尺动，不食，恶心，知系怀孕恶阻，今腰痛见红，知非经来。

煎方 弦银一两、青苎二钱、建莲五钱、砂仁七分、白糯米一钱。

郁损肝脾，血崩。

人参逍遥散加减 人参、柴胡、薄荷、当归、白芍、白术、茯苓、炙草、煨姜。去柴、术、炙草加桑螵蛸、杜仲。

冲任脉虚淤积，暴下紫黑血，如豚肝，

证见：下后黄水不断，辨诸。产育频多，年已天癸当止。

煎方 细生地、青蒿根、淡芩、泽兰、樗根皮、柏仁。（此久崩久带，宜清通法。）

接服斑龙丸 为鹿角胶及霜、菟丝、熟地、茯苓、补骨脂。

误药扰动胃络，暴崩欲脱。

辨诸：长斋有年，知脾胃久虚，因疟服苦降辛散，知胃更伤，血海隶于阳明，故崩。

理中汤 人参、白术、干姜、甘草。（此血脱益气法。）

冲任脉络不固，血随气行，崩漏。

辨诸：经停两月，因怒而病，知由于气滞，又血凝成块，知非血热。

煎方 人参、茯苓、茜草、乌贼骨、鲍鱼。煎，下震灵丹。（此病似可用血脱益气法。但冲任奇经在下焦，非黄芪，升，柴升举之法所宜。）

震灵丹 方见本类。

肝肾内损延冲任，经漏淋漓。

辨诸：腰、脊痿弱。

煎方 砂仁、制熟地、河车胶、当归、白芍、人参、茯苓、于术、炙草、蕲艾炭、香附、小茴、紫石英。

气结瘀滞，漏经四旬，色腐成块。

辨诸：病中动怒，遂胸膈胀闷且痛，少腹胀满，瘀下稍宽。

煎方　苏梗、延胡索、生麦芽、南楂、桃仁。冲生香附汁。（原案云：医投地、芍、归、胶下焦未沾其益，脘膈先受其滞，宜先理其上。）

冲任阳虚，经漏经年不痊。

证见：形瘦、肤干，辨诸：畏冷。

煎方　人参、鹿角霜、归身、蕲艾炭、茯神、炮姜、紫石英、桂心。

奇脉阴虚，风阳内动，经漏三年。

辨诸：色脉俱夺、面浮、跗肿、肌乏华色、纳谷日减、便坚不爽、臀、脊、腰、髀酸楚。

煎方　秋石、水浸龟甲、鹿角霜、阿胶、柏子霜、牡蛎、锁阳。冲入参汤。（龟走任，鹿入督，阿胶养水，柏仁润血燥，牡蛎消下肿，锁阳固下阳。）

冲任阴虚，经漏十二年。

辨诸：腹中热、腰、膝、跗骨皆热，知液枯则内热，冬令稍安，夏季病加，知液少不胜炎熇。

丸方　人参、生地、阿胶、天冬、柏子仁、枣仁、茯神、白芍、知母、人乳。粉蜜丸。（方书谓：暴崩宜温，久崩宜清，以血去阴耗耳。）

阳气素虚，产后奇脉不固，带下。

辨诸：与脊、髀酸软、食下不化、呕吐清水、肢冷、脉微，证同见。

附子理中汤　附子、人参、生白术、炮姜、炙甘草。（用上方暖胃阳，以劫水湿，带下自缓，加葫芦巴再服。）

产后奇脉内怯，淋滞。

煎方　人参、桑螵蛸、茯苓、生杜仲、沙苑、芡实、湖莲。

尸秽浊气留着冲任脉，中化为黄、白、淋带。

辨诸：前者死胎至旬日乃下，随后患此。

猴鼠粪汤　猴鼠粪十四枚、韭白根一把。（猴鼠，雄鼠也。其粪两头尖者是。此以浊导浊法。）

肝络液伤热蒸，白带下注。

辨诸：嗜酒暴怒，皆伤肝经，冲任、督、带，诸脉络皆隶肝、肾，络伤阴亏则生内热。

  煎方 炒枸杞、炒黑当归、白薇、桑螵蛸壳、青花龙骨、生紫石英。煎药送震灵丹。内药为禹粮石、赤石脂、紫石英、代赭石、乳没、朱砂、灵脂。

阳明脉虚，带下如注。

  辨诸：身动即下，及手麻、足冷。

  煎方 人参、桂枝木、桑螵蛸、生杜仲、归身、茯苓。（此通摄法。）

阳浮热蒸，五液走泄，带下如注。

  辨诸：舌光赤、头胀、身热。

  煎方 熟地炭、阿胶、芡实、茯苓、湖莲肉、炒山药。

  转方 去阿胶、山药加桑螵蛸、芡肉炭。（此病忌用鹿角霜、沙苑以其升举动阳也。）

冲、任、督、带诸脉不能固摄，淋带不止。

  辨诸：先经漏百日，有血块，知非血热妄行，又食减，知胃惫。

  震灵丹 见本类，肝络液伤热蒸条。（此直达冲任以固摄法。）

阴虚体质，而又湿郁上热下冷，淋带不止。

此病久则延劳，并非小恙。

花波罗滑丸　即珍珠研粉，以米浆和丸。每服三钱。（精圆者易效，未打眼用过者更佳。）

奇脉不固，经来甚多，经过带下。

证见：纳少，进滋腻即脘闷不欲食，早晨大便溏滑，知已下损及中。

妙香散　人参、龙骨、益智仁、茯神、茯苓、远志、甘草、朱砂。（此宣通补中，仍兼顾下法。）晚服此方。午服下丸方。

丸方　鹿角霜、淡骨脂、炒黑小茴香、禹余粮、紫石英、当归、茯苓、青盐。用雄羊肾蒸熟捣丸。人参汤下。（此调和经带，固摄下焦法。）

胎孕类　胎孕　产后

胃虚肝逆呕吐、腹痛，怀孕则胃实肝靖，病即不发。

案：凡素有病孕反不病者，皆属中虚。

六君子去术、橘加芍药、木瓜、煨姜、南枣　人参、白术、茯苓，甘草、陈皮、半夏。

胎漏欲坠。

辨诸：脉数尺动、不食、恶心，知为恶阻，而非停经，腰痛见红，知为胎漏，而非经停复来。

银苎汤　纹银一两、连根青苎麻二钱、建莲五钱、砂仁七分、白糯米一钱。

肝虚，每三月殒胎。

徐灵胎云：殒胎多在三月，是血热也。盖亦有之。

煎方　人参、阿胶、当归、川芎、白芍、桑寄生。

殒胎不下

证见：血下旋见晕厥、呕逆，知浊气扰动，腹满、少腹硬、二便不通，知形质阻塞，法宜急攻，免浊瘀上冒致坏。

煎方　川芎、当归、芒硝、茺蔚子、大腹皮、青皮、黑豆皮。调回生丹。

回生丹　大黑豆、红花、苏木、大黄、米醋、人参、川芎、当归、熟地、茯苓、香附、延胡、苍术、桃仁、蒲黄、乌药、牛膝、地榆、橘红、白芍、羌活、炙草、五灵脂、山萸、三棱、良姜、木香、木瓜、白术、青皮、益母草、马鞭草、秋葵子、上乳香、没药。蜜丸。

产后郁冒。

证见：头痛汗出、烦渴，知损在阴分，阳气上冒，凡开泄则伤阳，辛热则伤阴，均此病所忌。

煎方　生左牡蛎一两、生地、上阿胶各二钱、茺蔚子钱半、炒黑楂肉三钱。（此救逆镇阳法。）

冲任营络虚寒，恶露紫黑未清。

辨诸：痛处紧按稍缓，脉濡。

煎方　炒归身、炒白芍、肉桂、茯苓、杜仲、小茴香。（此辛甘理阳法。）

产后阴虚阳实，热犯肝阴，恶露变成腥水。

证见：暮热汁多、消渴、呕逆。

煎方　牡蛎、乌梅、黄芩、茯苓皮、川连、郁金、秦皮、炒山楂。（此酸苦泄热调经法。）

产后体虚，络瘀作痛。

原案云：奇脉病实者，必用苦辛和芳香；虚者，必辛甘温补，佐以流行脉络。

煎方　生地、生姜、丹皮。调入琥珀末。（丹皮通外，琥珀通内，除生地益身外，余皆攻病。）

四肢类　四肢　手指　爪甲　腿膝足趾
阳明虚，内风动，右肢麻痹。

即辨诸：病在右半，及头晕目眩，证见：痰多。

煎方　半夏、茯苓、广皮、天麻、钩藤。

肝病犯胃，四肢麻痹。

辨诸：与乳房痛同见，乳房、四肢同属阳明也。又呕吐清涎，知肝侮胃，头晕，知阳升及颠。

丸方　人参、茯苓各二两、当归、生白芍、乌梅各两半、蒸川楝子一两、生桂枝木、盐水炒川连各七钱。共研末，水和丸。

体虚不耐，阳气升泄，肢痿麻木。

辨诸：每病于春夏之交，证兼吞酸。

煎方　人参、黄芪、白术、甘草、麦冬、五味、青皮、陈皮、泽泻、葛根、升麻、黄柏、归身、神曲。（此清暑益气法。）

寒湿滞于经络，肢膝麻痹，足膝为甚。

药酒方　当归、杞子、生虎骨、油松节各二两、川芎、狗脊、草薢、淮牛膝、仙灵脾、檀香泥、白茄根、沙苑各一两、火酒、醇酒各半、浸七日。

风淫末疾，脂液暗耗，四肢麻痹不已。

辨诸：前病心热，左关动数，知肝阳化风，今又时逢春令。

膏方　麦冬、白沙参各八两、天冬、天麻、蒺藜各四两。煎加蔗浆二斤、梨汁一斤、芦根汁、竹沥各八两。同熬成膏，再加柿霜四两收。

湿热流著，四肢痹痛。

煎方　川桂枝木、防己、蚕沙、石膏、杏仁、威灵仙。

阴湿遏抑阳气，四肢痹痛。

辨诸：时在长夏，色痿黄、脉小涩，知湿胜，痛甚于午后子前，知阳气被遏，忌劫汗。

煎方　茯苓、草薢、木防己、晚蚕沙、泽泻、金毛狗脊。

风湿袭入阴分，四肢痹痛。

辨诸：痛处流走无定，知为风胜，有肿处，知为湿凝，下焦为甚，知入阴分。

蠲痹汤　炙黄芪、酒洗当归、酒洗赤芍、羌活、防风、酒炒片子、姜黄、炙甘草、加姜、枣。煎。

阴风湿痰中于脾络，右肢偏痿。

辨诸：与口歪舌歪证同见。

煎方　人参、茯苓、新会皮、姜汁炒南星、姜汁炒竹节、白附子、冲香附汁。（此用星附汤加减，以益气祛风逐痰。）

风暑湿浑杂，气不主宣，右肢若废。

证见：咳嗽、头胀、不饥。

煎方　杏仁、苡仁各三钱、桂枝五分、生姜七分、厚朴一钱、半夏、汉防己各钱半、白蒺藜二钱。

冲、任、胃皆虚，右肢渐不能举。

辨诸：五旬天癸当止而经淋，周身牵掣，知奇脉伤，今肢又病衰及阳明矣。

煎方　人参、生黄芪、炒沙苑、炒杞子、炒归身、炙草。

阳微无以行四末，自觉手足如堕如无。

病为风湿肿痹，由气虚邪凑，过用散邪，致愈治愈剧。

煎方　人参一钱、黄芪、生于术各二钱、归身钱半、肉桂、炙草各三分、煨姜一钱、南枣一枚。（此益气以托邪法。）

中气大虚，虚风内动，肢浮。

证兼身痛，辨诸：在上吐下泻之后。

异功散加味　人参、白术、茯苓、甘草、陈皮、加木瓜、姜、枣。

阳微湿聚，肢肿。

辨诸：与晨泄同见。

煎方　生白术、淡附子、桂枝木、茯苓、泽泻。

络虚留邪肢痹，臂指走痛而肿。

辨诸：上连肩胛。

煎方　黄芪、防风、海桐皮、生白术、归身、川羌活片儿、姜黄、白蒺藜。

寒湿变热，痹痛流及肢节、骨骱之所，皆肿赤。

辨诸：小腹胀、小溲无。

煎方　川独活、汉防己、川熟附各八分、粗桂枝木、木猪苓、川草薢各一钱、茯苓五钱。

气血衰，内风起，四末肉肿、骨大。

膏方　虎掌骨、桑寄生、枸杞子、沙苑子。

阴损及阳，阳明脉空，肢冷。

辨诸：产后起病，知阴损，与不饥不食同见，知损及阳位，指麻、头痛、面浮知风动。

煎方　人参、归身、盐水炒焦牛膝、巴戟天各一钱、炒焦杞子三钱、茯苓钱半、浙江黄甘菊炭五分。

丸方　人参另研、蒸茯苓、炒焦萸肉、炒杞子各二两、五味子两半、盐水煮烘桑螵蛸壳、生白龙骨、浙江黄菊炭各一两。蜜丸。早服四钱。

肝气犯胃，胃经阳失流展，肢冷。

证兼泄泻，似虚寒，辨诸：与心痛、干呕、不能纳食证同见，知病机在肝气，胃经。

金铃子散加味　金铃子、延胡索、加川连、乌梅、桂枝、生姜。

湿邪内伏，脾气不运，四肢乍冷。

辨诸：与目黄、神倦、不语、自利不已同见。

煎方　生于术、茯苓各三钱、草果仁七分、厚朴、木瓜、泽泻各五分。

阳微不主流行，饮聚隧阻，四末时冷。

辨诸：与头中冷痛、食入不消、经脉常似掣痛同见。

煎方　薤白、桂枝、半夏、茯苓、栝蒌皮、姜汁。（胸中为阳位，此先微通上焦之阳法。）

冲虚，跷维亦怯，肢骸苦撤，两踝臂肘常冷。

辨诸：经候适来，经由冲下，冲隶阳明故补胃。

煎方　人参二钱、姜汁炒半夏、茯苓各三钱、淡附子七分、白粳米五钱、木瓜二钱。

经脉阳气伤，不得贯串四末，四肢常冷。

辨诸：奔走劳动，知伤阳气，证见：能食，不充肌肤。

煎方　苁蓉、当归、茯苓各二两、杞子一两、沙苑、川芎各五钱、黄鳝一条。为丸。

劳伤中气成疟，四肢先冷。

辨诸：与呕恶、腹鸣证同见。（另一案：疟日迟，腹微满，脉濡，肢不暖，亦用此方。）

露姜饮　人参、生姜水煎。露一宿，空心隔汤炖温服。（此升阳法。）

脾疟寒起四末。

证见：渴喜热饮。

煎方　杏仁、厚朴、草果、知母、半夏、生姜。（此辛散法。）

暑湿脾疟，寒起四肢。

证见：热聚心胸，知热向里；郁、不渴、多呕，知中焦气分为暑湿所伤。

煎方　川连、黄芩、炒半夏、枳实、白芍、生姜汁。（此苦辛宣解法。）

湿郁阻闭，气血不行，肢节屈曲处冷痛。

证见：经后期，来时周身腰、脊不舒。辨诸：脉沉弦、便溏。

煎方　生白术、炮黑川乌、白芥子、厚朴、广皮、荜拨、茯苓。冲生姜汁。

营分液耗，气分之热自灼，手足心热。

辨诸：平素劳心，及与咽干、烦渴证同见。

煎方　人参、生地、天冬、麦冬、丹参、茯神、灯芯、竹叶心。（此理心，用以复液法。）

阳明络虚，表疏内风暗动，手指麻木。

证见：上连肩胛。

玉屏风散加味　黄芪、防风、白术。加当归、天麻、桑叶。

血虚风动，左指胀痛。

证见：上引及肩，辨诸：形、脉皆不足。

丸方　制首乌、枸杞子、归身、三角胡麻、菊花炭、柏子仁、刺蒺藜、桑枝。膏丸。

营虚内损，爪甲灰枯。

辨诸：久嗽入春夏见红，又与食减、身痛、形容日瘁、脉细促右空大同见。

煎方　人参、归身、炒白芍、炙甘草、桂枝木、广皮、煨姜、南枣。

跷维不为用事，两腿内外肌肉麻木。

辨诸：脉沉缓，又寝食虽如常，年已五旬外，知阳脉渐衰。

丸方　淡苁蓉、枸杞子、牛膝、茯苓、白蒺藜、木瓜、草薢、金毛狗脊。膏丸。

劳力伤左腿，骨麻、疼。

丸方　金毛狗脊八两、生虎骨四两、当归、五加皮、仙灵脾、牛膝、白茄根、油松节各二两、独活一两。研末，水泛丸。

气血虚，环跳酸，骨骱麻痛。

辨诸：年老劳心，经谓：意伤肢欲废也。又痛处无肿赤，知由气血不布，发麻，知由气虚。

煎方　精羊肉、虎胫骨、肉苁蓉、枸杞子、沙苑、巴戟肉、牛膝、当归、川石斛。

肝旺血少，跷维失养，内风烁筋，跗、臁痹痛。

　　辨诸：病由劳怒、面赤、痰多、左脉弦大，暮夜为甚。

　　煎方　金石斛、晚蚕沙、淡防己、黄柏、半夏、萆薢、大槟榔汁。

湿温阻于肺卫，足跗痹痛。

　　辨诸：与咽痛同见，治法宜清上焦。

　　煎方　连翘、射干、桔梗、竹叶心、飞滑石、芦根。

邪留肝络，右腿痛。

　　辨诸：肌肉不肿，知病在筋骨，入夜势重，知病在阴分，与偏坠同见，知病在肝络。

　　煎方　生杜仲一两、当归须、炒小茴香、炙地龙干各一钱、炒穿山甲二钱、北细辛三分。

胃阳虚不司束筋，骨利，关节、两足骨骱皆痛。

　　辨诸：与鲍食则哕同见，知为胃病。

　　苓姜术桂汤　即此四味。（此转旋阳气法。）

髓虚，腿足筋掣，痛不能行。

辨诸：崩淋不止。

煎方　苁蓉、枸杞、柏子仁、茯神、川斛、紫石英、羊内肾、青盐。

络脉不宣，内踝痛至不能伸缩。

证见：痛连少腹，带下不止。

煎方　桂枝、生沙苑、远志、当归、鹿角霜、杞子、茯苓。

肝厥犯胃，胃气亦厥，两足皮膜，抚之则痛。

辨诸：脉弦数。

煎方　川楝子、延胡索、青皮、黑山栀、归须、桃仁、橘红、炒黑楂肉。（此疏泄法。）

湿热壅阻，腑气足，跗、胫痛肿。

辨诸：腹满坚实，二便皆不通，知非中虚。

煎方　黄连、黄芩、厚朴、枳实、青皮、丹皮、山栀皮、莱菔子。（此宣通腑气，苦泄湿热法。）

风湿发热，萃于经脉，腿足游走肿痛。

病名行痹，俗称历节风。

煎方　桂枝、羌活、石膏、甘草、杏仁、防风、防己、萆薢。

风、寒、湿三气混入经隧，右足踝、臁肿痛。

辨诸：得暖得摩稍适，脉弦劲。

活络丹　川乌、草乌、胆星、地龙、乳香、没药。陈酒下一丸。（此辛温宣通经隧法。）

气血虚，不得宣通，右足麻木，筋强微肿。

辨诸：自冬至夏，久病食不加餐，脉小弱。

煎方　生打虎胫骨、炒杞子、生杜仲、川斛各三钱、炒归身、淮牛膝、萆薢、去刺炒研白蒺藜各一钱。（此温养法。）

阳微湿聚，足肿。

辨诸：与便溏同见。

煎方　生白术、粗桂枝、茯苓木、防己、泽泻。

跷维失养，右腿浮肿。

辨诸：按之冷，病起产后，知冲任先虚，已半年未成瘕，知非瘀，针刺泄气，反加痛，知属虚。

丸方　鹿角霜、苁蓉、当归、肉桂、小茴、牛膝、茯苓。鹿角胶溶酒蜜丸。（此温养下元，以通脉络法。）

湿邪伏于足少阴，足跗浮肿。

证见：从太溪穴水流如注、舌白、身痛。

煎方　鹿茸、淡附子、草果、菟丝子、茯苓。（此温蒸阳气法。）

脾阳困，不司运行，浊阴窃据，临晚跗肿。

证兼：腹满，辨诸：农夫日曝水渍，患泻痢后，邪去正伤。

煎方　生白术、茯苓、厚朴、附子、草蔻、泽泻。

肾虚，气不摄纳，足跗至晚必肿。

辨诸：与身动喘急同见，证见：肉消、食减，知已损及胃气。

丸方　坎炁、人乳粉、五味子、胡桃肉。蜜丸。人参汤送。

湿热瘀留脉络，足跗发瘰裂水。

丸方　川芎、当归、小茴、小香附、姜汁炒山栀、桃仁、柏子仁、茯苓。为末，用青葱管百茎加水一杯，取汁和丸。

孤阳上升，足胫冰冷。

辨诸：血冒不已，又与左目珠痛、假寐喉息有音同见。

煎方　人参、熟地炭、炒杞子、茯神、淡菜、炒牛膝、(此从肝肾引阳下纳法。)

水不涵木，风热内淫，足、胫、跗骨中热灼、燥痒。

(法宜益胃阴以制肝阳。)

丸膏两方　上方：桑叶、黑芝麻。研末，以青果磨汁为丸。日间服。下方：取梨汁、蔗浆相和。文火收膏。夜服。

下焦失纳，两足痿弱。

辨诸：遇冷筋掣，病已三年，溺缓精滑。

煎方　淡苁蓉、茯苓、川斛、生茅术、生杜仲、金毛狗脊。

肺热痿躄，跗软。

辨诸：与面瘰同见。

煎方　连翘、花粉、黑山栀、赤小豆、桑叶、白通草。

湿火蕴结下焦，足重艰于步履。

辨诸：色苍、脉实、善啖酒醴肥甘、腿股皮中甚热、少腹微硬、二便涩滞。

煎方　绵茵陈、茯苓皮各三钱、黄柏、金铃子各钱半、草薢、大槟榔汁各一钱。

转方　加蚕沙、防己。病去七八，常服二妙丸　黄柏、苍术。

湿气自地下受，足先肿，筋骨牵强无力。

辨诸：有畏寒，见证知湿，属阴邪，所伤在阳。

苓姜术桂汤　茯苓、干姜、白术、肉桂。

劳伤精关，肾气虚，膝骨酸软。

辨诸：与腰冷、溺从茎中空痛证同见。

丸方　菟丝子、覆盆子、金樱子、沙苑子、家韭子、补骨脂、芡实、舶茴香。鳔鱼胶丸。（以胃弱食少，故不用滋腻妨胃，亦不用苦寒伤脾。）

阴中阳虚，虚风自动，膝盖中牵纵，忽如针刺。

证兼左肢麻木。

丸方　桑寄生四两、枸杞子三两、干苁蓉、归身、生虎骨、沙苑子、巴戟天、明天麻各二两。研末，精羊肉胶、阿胶和丸。每早服四钱。

寒湿下受，邪留经络，两膝骨痛。

证见：不分冬夏，数年不愈，辨诸：甚于暮夜，越日乃解，暖熨少安。

活络丹　川乌、草乌、胆星、地龙、乳香、没药。
（方义：二乌辛热散寒湿；胆星辛烈燥湿痰；地龙引药达
病所：乳没通血脉凝聚。）

下元精血暗亏，足跟痛。

辨诸：与形弱、脉小、腰膝酸软同见，虑成痿。

丸方　沙苑、蒺藜、甘枸杞子、首乌、茯神、柏子
仁、牛膝。溶化鳇鱼胶、虎骨胶为丸。

肝肾精血内耗，足跟筋骨痛。

证见：不能履地，渐至延及腰、脊，将成痿躄，辨
诸：向患遗精。

当归生姜羊肉汤加茴香　生精羊肉、老生姜、当
归。加茴香同炒。

精亏阴火暗动，足心灼热。

每在午后入暮之时。（案：足心涌泉穴属肾。）

丸方　熟地、龟板、萸肉、五味、茯苓、磁石、黄
柏、知母。猪脊髓丸。

精血虚，虚风内起，先足心麻木。

足心涌泉穴，内合肾藏，旋见骨软、筋纵乃痿

之象。

煎方　生精羊肉、制首乌、归身、肉苁蓉、茯苓、大茴、牛膝、青盐。

肝厥，足大拇指硬强而痛。

辨诸：与呕逆、吐涎、冲气攻心证同见。

煎方　淡吴萸、熟附子、独活、北细辛、当归、汉防己。

邪祟类

五志煎厥，风阳上逆，状如神附。

证见：时时惊恐不能寐，夜多妄言，辨诸：经少、色紫黑及面浮、舌强、唇肿。

龙荟丸　当归、龙胆草、芦荟、黄芩、黄连、黄柏、大黄、山栀、青黛、木香、麝香。蜜丸。姜汤下。

内痈外疡类

湿壅化热，郁生胃痈。

辨诸：素饮冷酒，知湿聚阳伤、脉微，知阳气已败，不宜清热，免致阳亡。

煎方　熟附子、生白术、茯苓、左牡蛎、泽泻、车前子。（此方术、苓运中祛湿，佐附子迅走气分，亦治湿一法。）

气痹、血瘀郁蒸，化热成肝痈。

辨诸：吐痰、口气皆臭，痛在脐左之上，内应乎肝，屈伸钝不自如，知经络皆钝。

煎方　炒桃仁、冬瓜子、紫菀、新绛、金银花、降香末、郁金汁。

湿热结聚，成肠痈。

辨诸：与小腹坚满、小便不利、两足皆痿同见，又舌焦黄。

煎方　川楝子、小茴香、粉丹皮、黑山栀、通草、青葱。（另一案：脐旁紫黑、小腹剧痛、腿筋缩、二便涩，用老韭白、鼠矢、小茴、归须、炙山甲。）

湿胜热郁，身发疮痍。

辨诸：与久泻同见。

煎方　人参、川连、黄柏、广皮、炙草、生于术、羌活、防风、升麻、柴胡、神曲、麦芽。

湿热自肠胃经络蒸淫，肌腠疮痍遍体。

辨诸：爱饮火酒。

凉膈散　薄荷、连翘、黄芩、山栀、大黄、芒硝、甘草。

湿热下流，下身生疡。

煎方 金石斛五钱、金银花三钱、晚蚕沙、寒水石各二钱、茯苓、槐米各钱半。

疮疡服凉药，疡毒内闭。

辨诸：脘闷不运，腹膨，见于服苦寒药后所加。

煎方 连皮、杏仁、广皮、姜皮、苓皮、大腹皮、厚朴、桂枝木、泽泻。（此通阳法。）

疮疡服寒凝药，浊阴上攻。

辨诸：气冲喘急、作胀、不卧，见于服寒凝、黏腻药后。

来复丹 硫黄、硝石、玄精石、五灵脂、青皮、陈皮。

疡溃后，元真大耗。

辨诸：脓血去多、脉无力，又不嗜食、恶心，知中州不振，寐则惊惕，知神不内守。

煎方 人参、熟术、广皮、茯神、炙草、归身、白芍、枣仁、五味子。

时令暑刻气候类 节令 四时 昼夜时刻 阴晴暖寒
虚症交节，病变。

交节病加，无论气血、阴阳所虚何属，总归是虚，今目泛、舌强、脊背不舒、泄淋、便涩，知肾液亏、肝风胀。

煎方　盐苁蓉八钱、熟地五钱、杞子、石斛各三钱、麦冬二钱、云苓钱半、生沙苑、石菖蒲各一钱、远志肉四分。饮子煎法。

胃阳弱，当节令呵欠、烦倦，秋深进食，微有恶心。

病为月事不来，知系隶阳明之冲脉有病。

煎方　人参、半夏曲、广皮、白茯苓、生益智仁、煨姜。（此温理胃阳法。）

脾肾液枯，火风震动，交霜降，陡然热蒸，肢麻。

此遗精症，案：凡病延劳转虚亦有此候。

斑龙二至百补丸　鹿角、黄精、枸杞子、熟地、菟丝子、金樱子、天冬、麦冬、牛膝、楮实子、龙眼肉、共熬膏，入炼蜜再加入鹿角霜、人参、黄芪、芡实、茯苓、山药、知母、熟地、山萸肉、五味子。各末合杵为丸。叶氏再加黄柏末。

阴损及阳，不胜天地，大气发泄，春病夏甚，秋冬始敛。

症后七八年，每肩脊胀痛。

煎方　鹿角霜、鹿角胶、熟地炭、菟丝饼、柏子霜、青盐。（疟先伤阴，而脊、背、肩、膊皆阳位，督脉行身之背也。）

春令地气主升，肝阳随以上扰。

证见：心中热辣，寤烦不肯寐，知由五液交枯之体，因春而生发无资。

煎方　生地、生白芍、天冬、茯神、小黑稽豆皮、阿胶。

真气不肯收藏，夏令发泄致病。

证见：入夏寒热咳嗽，年十六，天癸未至，乃先天禀薄，劳怯已成。

戊已汤去术　参、术、苓、草、陈皮、白芍。

阴亏不耐，暑气发泄，夏秋病甚。

证见：霜降收肃，令行阳潜，阴得自守，病渐退，辨诸：形瘦、削体、质偏热。

煎方　人参、黄肉、川石斛、磁石、淡秋石、胡桃肉、女贞子、旱莲草。

秋燥当令，人身应之肺气，亦燥。

辨诸：向系阴亏火旺体质，今天气转燥而患咳嗽。

煎方　去心麦冬、五粒白扁豆、玉竹、白沙参、去皮尖甜杏仁、去心象贝母、冬桑叶、竹叶、糯米。

劳伤精关，肾经大虚，交冬病加。

案：肾为寒水之藏，同气相求，最易寒袭，肾空则不敌令气之侵也。

丸方　菟丝子、覆盆子、芡实、沙苑、家韭子、补骨脂、舶茴香、金樱子、线鱼胶丸。（案：此方不犯地、龟滞胃，知、柏泻阳之弊。）

夏秋患痢，阳不来复，至小雪犹不愈。

更辨诸：初病不痛，病久反痛而痢，痢后复痛，按之痛减。

苓姜术桂汤　茯苓、干姜、白术、肉桂。

营阴亏，当夏形懒不耐，大气发泄，入冬两目无光。

养营汤　人参、黄芪、茯苓、白术、当归、白芍、熟地、甘草、陈皮、肉桂、远志、五味子、姜、枣。

阳不潜伏，冬月发病，交夏不病。

以夏月藏阴，冬月藏阳也，此系衄血瘀血症，由阳体性情喜动所累。

煎方　生地、熟地、天冬、麦冬、龟腹甲心、秋石、龙骨、远志。

肾阳虚，跗肿昼甚，头胀夜甚。

　　证见：行动气坠于下，卧著气壅于上，知虚甚，不能收摄。

　　济生肾气丸　附子、肉桂、熟地、萸肉、山药、茯苓、丹皮、泽泻、车前、牛膝。（叶氏照原分量，熟地减半，茯苓加倍。）

病在厥阴，早晨小安，入暮偏剧。

　　证见：头痛遶脑，筋惕、肉瞤、面赤、汗出，知风阳上越；呕逆，知其犯胃。

　　复脉汤加减　炙甘草、人参、桂枝、生地、麦冬、阿胶、麻仁、生姜、大枣。去参、桂、姜加白芍、鸡子黄。（此柔缓以和阳熄风法。）

损伤在肝肾至阴，入暮病剧，天晓安然。

　　病为经事愆期，脊脊常痛，发热无汗。

　　煎方　炙甘草、阿胶、细生地、生白芍、麦冬、牡蛎。

稚年阴亏阳亢，夜间三阴中之阳升腾，上热不宁。昼则安康。

生六味加磁石、辰砂　地黄、萸肉、山药、茯苓、丹皮、泽泻。（方义：地补肾，萸补肝，薯补脾，苓通胃，丹泄胆，泽泻泻膀胱。）

阴虚元无所归，热灼每在暮夜。

即辨诸：热炽于暮夜，知病在阴分。

丸方　人参、河车、熟地、五味、莲肉、山药、茯苓。为丸。

阳不用事，午后病甚。

病系脘中胀痛、汹涌涎沫，辨诸：涎清、脉缓弱，知为脾、胃阳微。

煎方　人参、半夏、茯苓、生益智仁、淡干姜、生姜汁。如大便大爽间用半硫丸。（此通补腑肠法。以芪、术守补不宜，地、胶腻滞更非也。）

热蒸阴分，下午乃甚。

病系络中血沸上溢，证见喉痒而呛、心中嘈杂，又值孟夏阳气升发，知阴虚肝风内震。

煎方　鲜生地、川斛、阿胶、丹参、女贞子、盐水炒牛膝。冲入童便。

阴不恋阳，午后上窍烦热。

系吐血症，因讲诵烦心，五志之阳皆燃，值芒种，阴未来复阳升，络血外溢。

煎方　生地、阿胶、生白芍、茯神、牛膝、青铅。

营络虚寒，病发必在下午、黄昏。

是时阳气渐衰，虚寒者不胜其气也，又血属阴，亦交阴分则甚，症系胁痛。

煎方　当归、茯苓、炮姜、肉桂、炙草、大枣。（此辛温通络法。）

阴未充溢，肝风每乘子夜，阳动时而发。

病为幼稚，惊痫，木中阴火燔灼，肾液皆化痰上泛。

煎方　大熟地、当归身、怀山药、茯苓块、山萸肉、紫石英、丹皮、泽泻、河车胶。（此病治痰、清炎无效。）

阳气不降，上昼气逆填脘，子夜寤不肯寐。

温胆汤加减　陈皮、半夏、茯苓、竹茹、枳实、甘草。内去枳实加金斛。

下焦空虚，肾气不纳，子后冲气上逆。

证见：寤则心悸、步履如临险阻。

丸方　河车胶一具、杞子三两、紫石英、胡桃、茯苓、桑葚各二两、沙苑、牛膝各两半、五味、补骨脂、苁蓉各一两、小茴五钱、红枣肉丸。

肾虚阳不潜藏，交子夜必干咳。

此症忌骤进温热燥药，凡病交子后而发或加剧多属肾。

煎方　热地炭、生白芍、山药、茯苓、丹皮、泽泻、车前、牛膝、胡桃肉。（此引导固摄法。）

肝厥犯胃，子后清水泛溢，由少腹涌起。

系胃脘痹痛症，又辨诸：脉弦。

煎方　川楝子、延胡各一钱、吴萸、桂枝木各五钱、茯苓三钱、高良姜一钱。

胃弱肝木来乘，当丑时，溅然汗出。

辨诸：与多梦、少寐同见，知肝病，茹素恶腥，知胃弱。

煎方　人参、龙骨、茯神、枣仁、炒白芍、炙甘草、送吞蒸熟五味子三十粒。

清阳之气闭结，寅卯病进，午后病退。

病属愤戕，肝忧伤肺，累及脾胃，食少无味下，脘如纳粗物。

煎方　归身、柏子霜、香附、延胡索、黑山栀、桂圆肉。

阴虚阳动，每交申酉病至。

病为淋漏，下午为阳中之阴，阴虚阳动，冲任皆动，下无隄防约束可知。

煎方　海螵蛸、鲍鱼、茜草、生菟丝子、石壳、广莲肉。

接服　乌贼鱼骨丸。为乌贼鱼骨、茜草根、雀卵。成丸。鲍鱼汤下，（案：鲍鱼即勒鱼鲞。）

肝病夜甚昼缓，戌亥为甚。

戌亥至阴为肝旺时候，病属肝藏厥气入膈，阳明经脉失和，周身掣痛。

煎方　金铃子、延胡索、杏仁、栝蒌皮、白蔻、香鼓、半夏、姜汁。

液虚阳动风生，交戌亥频热。

证见：肢麻，知津液不得灌溉四末，内风乘之，非湿痰败血。

丸方　九蒸冬桑叶、熟首乌、黑芝麻、柏子仁、茯神、当归、杞子、菊花炭。蜜丸。

肝气因惊气逆，每黄昏，戌亥时冲气自下而上。

至胸即胀闷、肢冷、汗出、右腹板实。

煎方　归须、桃仁、延胡、楂肉、官桂、香附、川楝、小茴香。（因产后恶露未清，难用重镇酸敛，故用此调血法。）

龙相之火不潜，每下午，戌亥时止越。

系吐血症，必于是时，血随气火上升。

煎方　地黄、杞子、茯苓、牛膝、青铅、阿胶、秋石、女贞、柏子仁。（原方并加法，载吐血类，今摘录要药九味。）

肾虚不能纳气归元，戌亥阴火升，寅卯阳气动，病剧。

系牙宣，继以喘促症。

煎方　人参、熟地、熟附子、五味子、茴香、胡桃肉。

胃衰肝横，病发日晡至戌亥。

病为新产郁冒，汗淋、发热、气冲膈、心中格拒、神乱昏谵，系阴下夺阳上冒。

煎方　生龙骨、生牡蛎各三钱、桂枝五分、淮小麦百粒、南枣二钱。（此救逆法。）

阴分虚及阳分天朗晴和，少安。

病为产后冲虚，冲逆震动，脘左痛胀，■春气升，略衄，辨诸：减谷知又胃伤。

煎方　河车、苁蓉、茯苓、紫石英、枸杞、桂圆。（此温润养肝法。前一方有鹿霜、归身以防升阳去之，加入后二味，以痛偏左故养肝。）

因劳致虚，有藉乎天气煦涵，天暖风和必逸。

病为烦劳气泄，阳升颠顶，瞳神胀、舌本麻。

丸方　人参、白术、当归、枸杞子、茯苓、甘草、白芍、天麻、嫩钩藤、菊花炭。以桂圆汁丸。午后服三钱。另早服虎潜丸四钱。

虎潜丸　炙虎骨、酥炙龟板、地黄、当归、芍药、蒸牛膝、炒陈皮、黄柏、知母酒浸、锁阳。各研末，以羯羊肉煮烂捣丸。

卷下完